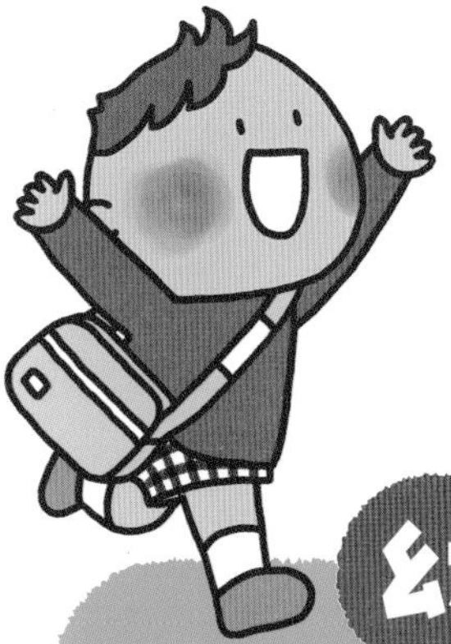

幼児から小学生まで

食物アレルギー
栄養しっかりごはん

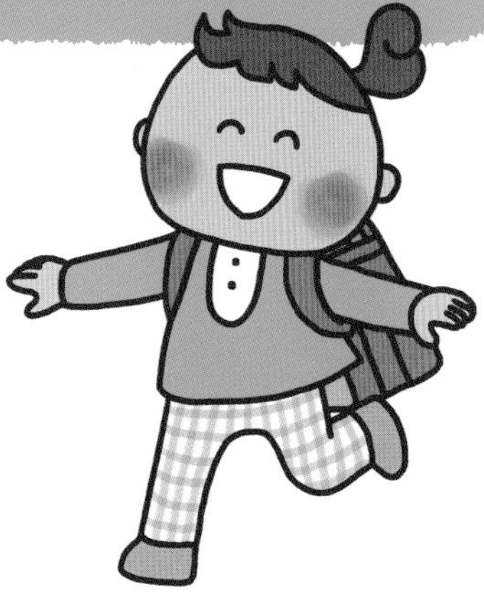

[監修]
今井孝成 昭和大学医学部小児科学講座教授
高松伸枝 別府大学食物栄養科学部教授
[料理]
伊藤晶子 管理栄養士

女子栄養大学出版部

はじめに

食物アレルギーとともに
成長する子どもの
「生きる力」をはぐくむために

あなたのお子さんは、ついこの前まで「だっこ！　だっこ！」とせがんできたのに、いつしか手すらつながなくなってはいませんか？　じきに口ごたえをするようになったかと思ったら、思春期に入って会話が減り、日々の行動も親からどんどん離れていきます。親であるあなたがそうであったように。

しかし、あなたとお子さんに違う点が一つあります。それは、お子さんには食物アレルギーがあるという点です。

あなたのお子さんは、食物アレルギーとともに成長し、生涯を食物アレルギーとともに生きていくことになるかもしれません。将来、あなたの手を完全に離れてからも、お子さんは毎日毎回の食生活において、誤食なく安全に過ごすことが求められます。また、万が一の誤食時には、エピペン®注射を含めた、症状に合った適切な対応を、自分で行なう必要があります。

お子さんが、あなたの手を離れて生活をするそのときは、もう目前に迫っていることに、あなたはまだ気づいていないかもしれません。

食物アレルギーのあるお子さんが、自立するまでに会得しなければならない知識と技術はたくさんあります。本書をお子さんといっしょに活用して、成長とともに必要量が増える栄養素を、食物除去があってもしっかりとることができるよう手助けするとともに、食物アレルギーがありながらも、最小限の負担で立派な成人となって社会に巣立っていけるよう、手伝ってあげてください。

昭和大学医学部 小児科学講座 教授
今井 孝成

食物アレルギー

成長お助けごはん 5つのポイント

親も子も笑顔がいちばん！ ときには少し肩の力を抜きながら、家族で楽しく、おいしい時間を重ねてください。

1 成長期に必要な栄養を効率よくとる

不足しがちなカルシウムやビタミンDなどをしっかりとりましょう。食材を選び、とり方をくふうすることで、少食な場合でも効率よくとれます。

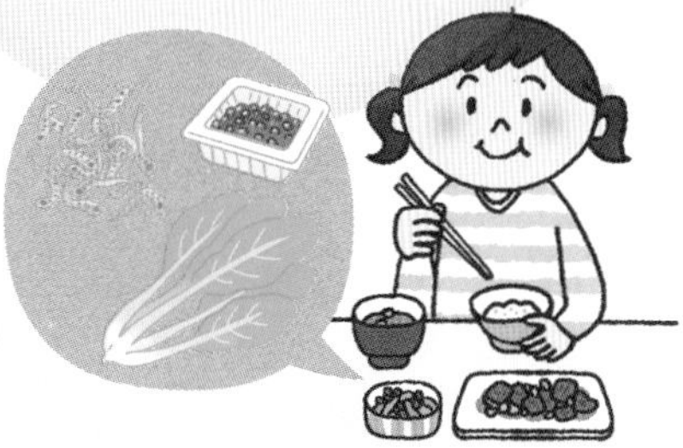

2 いろいろな料理で食の幅を広げる

誤食の心配から、食事がワンパターンになることも。簡単に作れて、家族みんなで食べられるレパートリーが増えると、子どもの食の経験が広がります。

3 無理せず、作りおきや市販品も活用

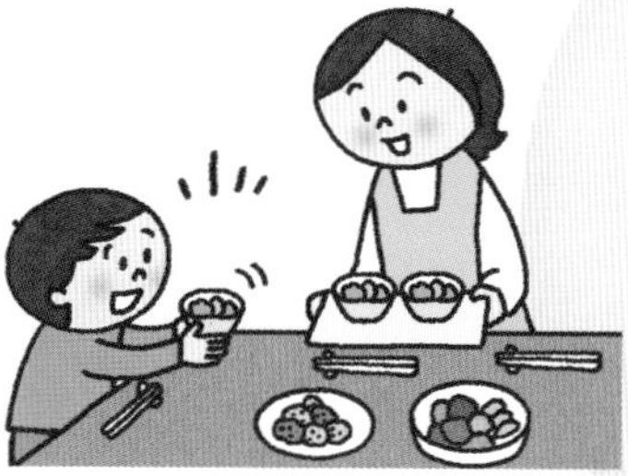

毎日のことだから、完璧を目指すと疲れてしまいます。作りおきをアレンジしたり、ときには便利な市販品に頼ったり、無理しないこともたいせつです。

4 本音をキャッチして子どもも親も笑顔に

子どもの希望は、親の想像とは違うことも。本音がわかれば、力の入れどころがわかります。成長とともに変化する子どもの悩みにも耳を傾けて。

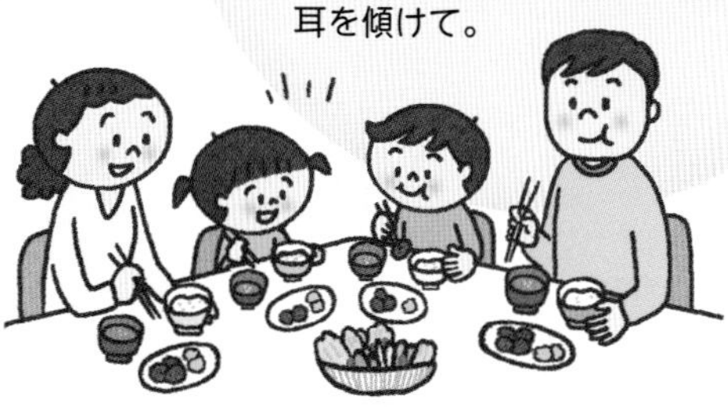

5 子どもの「食の自己管理力」を育てる

成長とともに子どもは親の手を離れていきます。日々の生活の中で、食べてよいものを判断する力や、食への興味・スキルをはぐくむ働きかけを。

もくじ

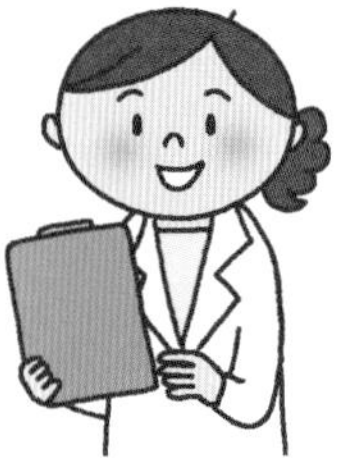

PART 4 年齢別 食とのつき合い方アドバイス

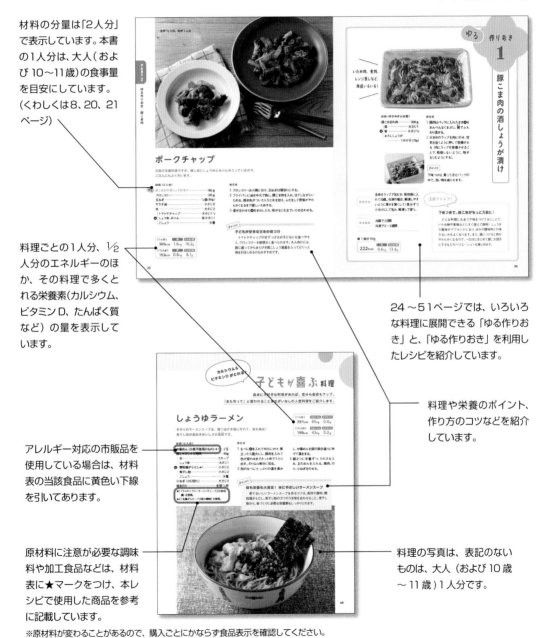

この本の使い方

この本のレシピはすべて、
卵・牛乳・小麦を使用していません。

レシピについて

材料の分量は「2人分」で表示しています。本書の1人分は、大人（および 10～11歳）の食事量を目安にしています。（くわしくは8、20、21ページ）

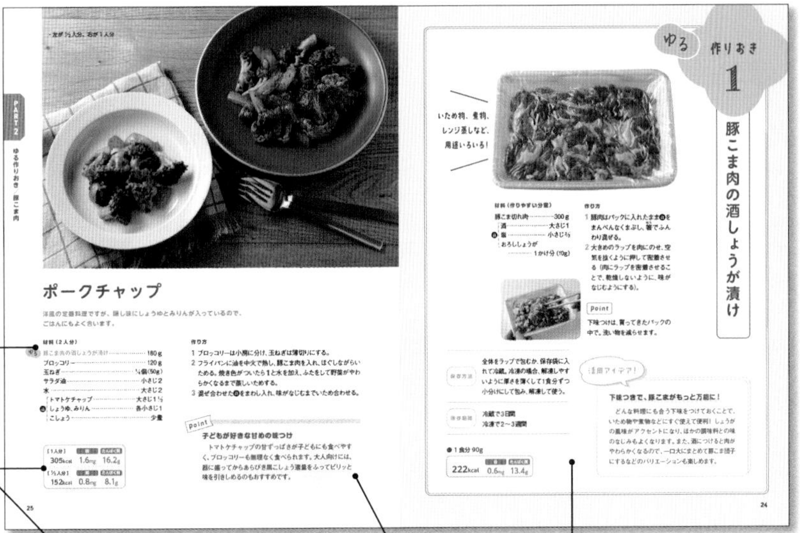
PART 2 ゆる作りおき／豚こま肉

ポークチャップ

洋風の定番料理ですが、隠し味にしょうゆとみりんが入っているので、ごはんにもよく合います。

材料（2人分）

ゆる 豚こま肉の酒しょうが漬け	180g
ブロッコリー	120g
玉ねぎ	¼個(50g)
サラダ油	小さじ2
水	大さじ2
Ⓐ トマトケチャップ	大さじ1½
Ⓐ しょうゆ、みりん	各小さじ1
Ⓐ こしょう	少量

作り方

1 ブロッコリーは小房に分け、玉ねぎは薄切りにする。
2 フライパンに油を中火で熱し、豚こま肉を入れ、ほぐしながらいためる。焼き色がついたら1と水を加え、ふたをして野菜がやわらかくなるまで蒸しいためする。
3 混ぜ合わせたⒶをまわし入れ、味がなじむまでいため合わせる。

［1人分］305kcal 1.6mg 16.2g
［½人分］152kcal 0.8mg 8.1g

Point
子どもが好きな甘めの味つけ
トマトケチャップの甘ずっぱさが子どもにも食べやすく、ブロッコリーも無理なく食べられます。大人向けには、器に盛ってからあらびき黒こしょう適量をふってピリッと味を引きしめるのもおすすめです。

25

ゆる 作りおき 1
豚こま肉の酒しょうが漬け

いため物、煮物、レンジ蒸しなど、用途いろいろ！

材料（作りやすい分量）

豚こま切れ肉	300g
Ⓐ 酒	大さじ1
Ⓐ 塩	小さじ⅓
Ⓐ おろししょうが	1かけ分（10g）

作り方

1 豚肉はパックに入れたままⒶをまんべんなくまぶし、箸でふんわり混ぜる。
2 大きめのラップを肉にのせ、空気を抜くように押して密着させる（肉にラップを密着させることで、乾燥しないように、味がなじむようにする）。

Point
下味つけは、買ってきたパックの中で。洗い物を減らせます。

保存方法　全体をラップで包むか、保存袋に入れて冷蔵。冷凍の場合、解凍しやすいように厚さを薄くして1食分ずつ小分けにして包み、解凍して使う。

保存期間　冷蔵で3日間
冷凍で2～3週間

●1食分 90g
222kcal 0.6mg 13.4g

活用アイデア！
下味つきで、豚こまがもっと万能に！
どんな料理にも合う下味をつけておくことで、いため物や煮物などにすぐ使えて便利！ しょうがの風味がアクセントになり、ほかの調味料との味のなじみもよくなります。また、酒につけると肉がやわらかくなるので、一口大にまとめて豚こま団子にするなどのバリエーションも楽しめます。

24

料理ごとの1人分、½人分のエネルギーのほか、その料理で多くとれる栄養素（カルシウム、ビタミンD、たんぱく質など）の量を表示しています。

24～51ページでは、いろいろな料理に展開できる「ゆる作りおき」と、「ゆる作りおき」を利用したレシピを紹介しています。

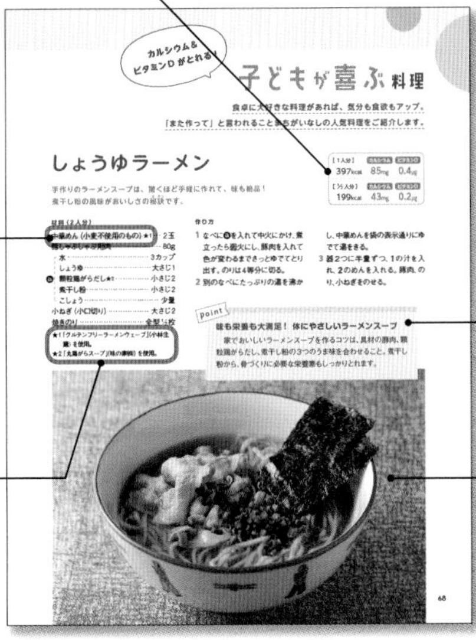
カルシウム＆ビタミンDがとれる！

子どもが喜ぶ料理

食卓に大好きな料理があれば、気分も食欲もアップ。
「また作って」と言われることまちがいなしの人気料理をご紹介します。

しょうゆラーメン

手作りのラーメンスープは、驚くほど手軽に作れて、味も絶品！
煮干し粉の風味がおいしさの秘訣です。

［1人分］カルシウム ビタミンD 397kcal 85mg 0.4μg
［½人分］カルシウム ビタミンD 199kcal 43mg 0.2μg

材料（2人分）

中華めん（小麦不使用のもの）★1	2玉
豚しゃぶしゃぶ用豚肉	80g
Ⓐ 水	3カップ
Ⓐ しょうゆ	大さじ1
Ⓐ 顆粒鶏がらだし★2	小さじ2
Ⓐ 煮干し粉	小さじ2
Ⓐ こしょう	少量
小ねぎ（小口切り）	大さじ2
焼きのり	全型½枚

★1「グルテンフリーラーメンウェーブ」(小林生麺）を使用。
★2「丸鶏がらスープ」(味の素㈱）を使用。

作り方

1 なべにⒶを入れて中火にかけ、煮立ったら弱火にし、豚肉を入れて色が変わるまでさっとゆでてとり出す。のりは4等分に切る。
2 別のなべにたっぷりの湯を沸かし、中華めんを袋の表示通りにゆでて湯をきる。
3 器2つに半量ずつ、1の汁を入れ、2のめんを入れる。豚肉、のり、小ねぎをのせる。

Point
味も栄養も大満足！ 体にやさしいラーメンスープ
家でおいしいラーメンスープを作るコツは、具材の豚肉、顆粒鶏がらだし、煮干し粉の3つのうま味を合わせること。煮干し粉から、骨づくりに必要な栄養素もしっかりとれます。

68

料理や栄養のポイント、作り方のコツなどを紹介しています。

アレルギー対応の市販品を使用している場合は、材料表の当該食品に黄色い下線を引いてあります。

原材料に注意が必要な調味料や加工食品などは、材料表に★マークをつけ、本レシピで使用した商品を参考に記載しています。

料理の写真は、表記のないものは、大人（および 10 歳～11 歳）1人分です。

※原材料が変わることがあるので、購入ごとにかならず食品表示を確認してください。

調味料について

- **調味料には、特定原材料等を含むものがあります。食物アレルギーの重症度によって食べられる範囲が異なるので、主治医の指示に従ってください。また、表示をかならず確認してください。**
- 塩は、小さじ1＝5gのものを使用しました。
- 酒は、清酒（純米酒）を使っています。食塩などが添加された料理酒は使用しません。
- だしはこんぶや削りガツオなどでとったものです。市販の顆粒だしをといて使う場合は、塩分が多めなので、加える調味料を控えめにしてください。また、**市販の顆粒だしのなかには小麦や乳成分など特定原材料等を含むものがあるので、表示をよく確認しましょう。**
- **加工食品には、特定原材料等を含むものがあります。表示を確認して、原因食物が含まれていないものを選んで使ってください。**

原因食物から作られる調味料について

しょうゆ・みそには原材料として大豆や小麦が使われていますが、製造過程で大豆・小麦たんぱく質が分解されるため、多くの場合、除去の必要はありません。

また、穀物酢には原材料として小麦が使われていますが、上記と同様、多くの場合、除去の必要はありません。

ただし、食物アレルギーの重症度によって食べられる範囲が異なるので、かならず主治医の指示に従ってください。

塩分について

「塩分」として表記されている重量は、食塩相当量(g)です。これは、食品に含まれるナトリウム量(mg)を合算した値に2.54を掛けて1000で割ったものです。

年齢ごとの分量の目安

- 材料の分量は「2人分」で表示しています。本書の1人分は、「大人」および「10～11歳」の食事量を目安にしています。
- 子どもが食べる量の目安は、3歳で大人½人分で、成長とともに増え、10～11歳でほぼ大人1人分になります。
- ただし、子どもの食事量は個人差がありますので、「年齢別の一日に食べる量の目安」(20～21ページ)を参考に、お子さんの体格や性別、運動量、食欲などを見ながら、調整してください。
- 材料を作りやすい分量で表示しているレシピもあります。栄養価を参考にして適量を召し上がってください。

材料・作り方について

- 食品（肉、魚介、野菜、くだものなど）の重量は、特に表記がない場合は、すべて正味重量です。正味重量とは、皮、骨、芯、種など食べない部分を除いた、実際に口に入る重量のことです。
- 材料の計量は、標準計量カップ・スプーンを使用しました。1カップ＝200mL、大さじ1＝15mL、小さじ1＝5mLです。

	小さじ1	大さじ1
塩（あら塩）	5g	15g
砂糖	3g	9g
しょうゆ・みそ・みりん	6g	18g
酒・酢	5g	15g

2017年1月改定

- 電子レンジは600Wのものを使用しました。お使いの電子レンジのW数がこれより小さい場合は加熱時間を長めに、大きい場合は短めにしてください。

PART
1

不足しがちな栄養をしっかりとるには？

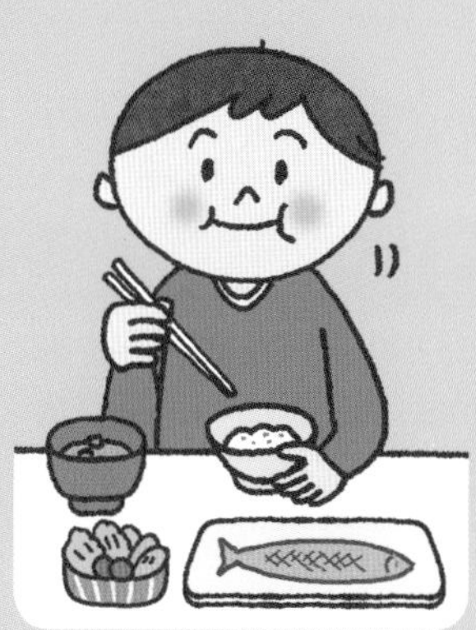

食物除去があると、栄養不足も気になりますね。不足しやすい栄養素は何か、効率よくとるにはどうすればよいか、ポイントがわかれば、成長に必要な栄養がばっちりとれます。

気をつける
ポイントは？

食事は「必要最小限の除去」が基本！

医師の診断に従って、原因食物のみを必要な量だけ除去

食物アレルギーにはいくつかのタイプがありますが、一般的に食物アレルギーというと、「即時型食物アレルギー」を指します。即時型食物アレルギーでは、特定の食物（原因食物）を食べたあと、2時間以内に症状が現れます。原因食物として特に多いのは、鶏卵、牛乳、小麦です。

食物アレルギーの食事では、原因食物の除去を行ないます。たとえば鶏卵アレルギーなら、卵以外の食品を使って食事を作ります。また、卵が使われている加工食品にも注意が必要です。

ただし、除去すべき食品や量には個人差があります。「完全除去」の指示があれば、原因食物を含む加工食品をすべて除去しますが、完全除去でない場合は、人によって除去が必要な食品や量は異なります。医師の診断を受け、その指導に従って、「必要最小限の除去」を行なうのが基本です。

卵アレルギーの場合

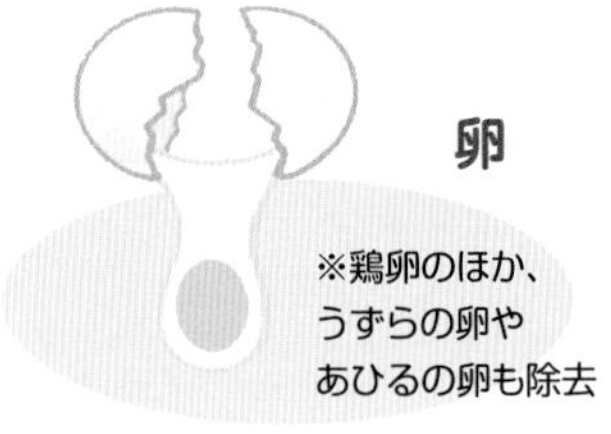
卵
※鶏卵のほか、
うずらの卵や
あひるの卵も除去

卵と、卵を使った加工食品に注意します。マヨネーズ、パン・菓子類、めん類などのほかに、練り製品や肉加工品など、意外なものにも卵が含まれています。

卵が使われている加工食品（例）

※原材料名に「卵」や「卵を含む」、添加物名に「卵由来」と記載される。

- **マヨネーズ**（タルタルソースや一部のドレッシングなども）
- **練り製品**（かまぼこ、ちくわ、はんぺんなど）
- **肉加工品**（ハム、ウインナー、ベーコンなど）
- **めん類**（中華めん、焼きそば、インスタントラーメン、生パスタなど）
- **パン・菓子類**
（バターロール、クロワッサン、調理パン、ケーキ、クッキー、プリンなど）
- **惣菜・調理用粉**
（天ぷら、フライ、ハンバーグ、お好み焼き粉、から揚げ粉など）

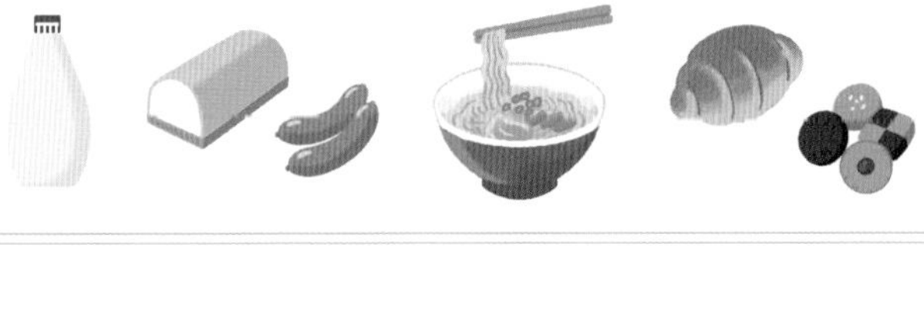

除去または注意が必要な食品

※原因食物を制限する範囲や量は個人差があるので、医師の指導に従ってください。

牛乳アレルギーの場合

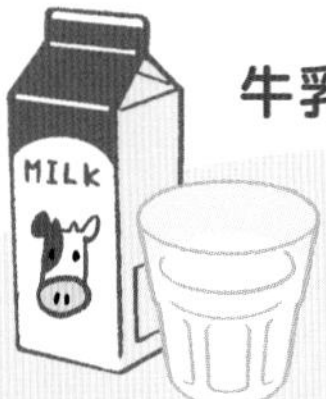

牛乳

※ヤギやヒツジの乳も除去

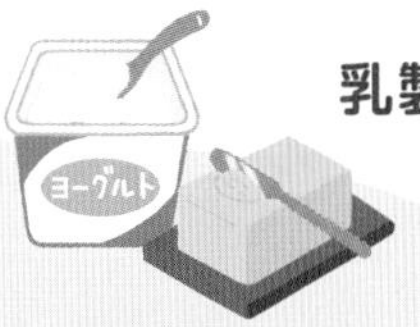

乳製品

粉ミルク、脱脂粉乳（スキムミルク）、ヨーグルト、チーズ、生クリーム、バター、練乳、乳酸菌飲料など

牛乳と、牛乳（乳成分）を含む食品に注意します。牛乳を含む食品には、粉ミルク、ヨーグルト、チーズ、バターのような乳製品のほか、カレーやシチューのルー、肉加工品、菓子類などの加工食品があります。

牛乳（乳成分）が使われている加工食品（例）

※原材料名に牛乳・乳製品名や「乳成分を含む」、添加物名に「乳由来」と記載される。

- **菓子類**（アイスクリーム、チョコレート、プリン、ケーキ、クッキーなど）
- **肉加工品**（ハム、ウインナーなど）
- **惣菜**（グラタン、クリームコロッケ、ピザなど）
- **カレーやシチューのルー**

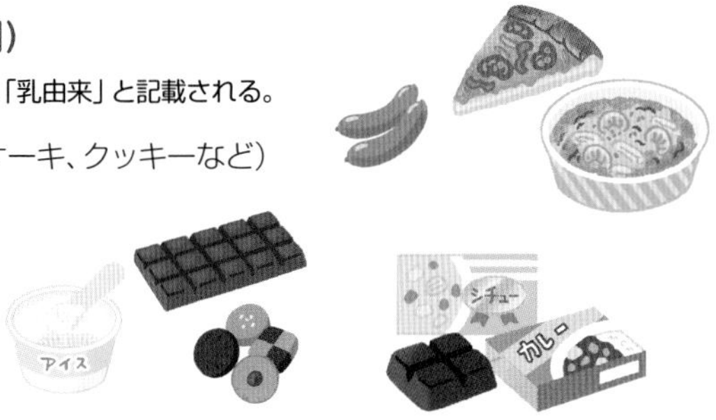

小麦アレルギーの場合

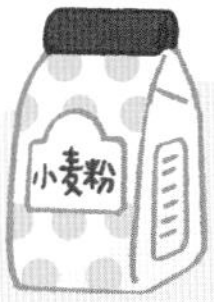

小麦粉

薄力粉、
中力粉、
強力粉など

小麦粉と、小麦粉を使った加工食品に注意します。小麦粉が使われている加工食品として代表的なのはパンやめん類ですが、そのほかにも、麩《ふ》、ギョーザの皮、菓子類、惣菜など、多くの種類に含まれています。

小麦・小麦粉が使われている加工食品（例）

※原材料名に「小麦」や「小麦を含む」、添加物名に「小麦由来」と記載される。

- **パン**
- **めん類**（うどん、そうめん、スパゲティ、中華めんなど）
- **粉類**（ホットケーキミックス、から揚げ粉、パン粉など）
- **菓子類**（ケーキ、クッキー、まんじゅう、スナック菓子など）
- **惣菜**（お好み焼き、たこ焼き、肉まん、グラタンなど）
- **ギョーザの皮**（春巻きやシューマイの皮も）
- **カレーやシチューのルー**
- **麩《ふ》**

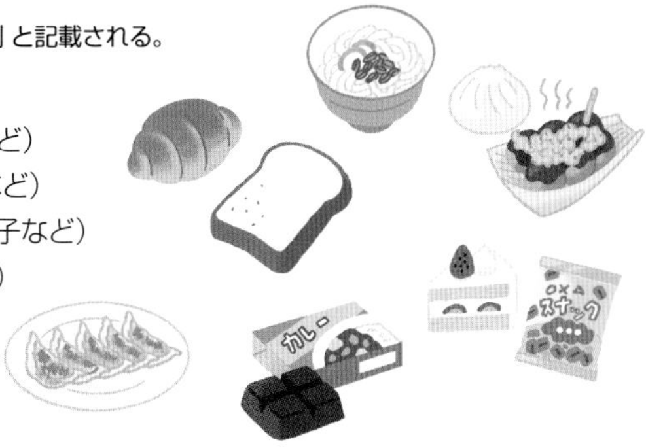

原因食物別に
チェック！

どんな栄養素が不足しやすいの？

意識的に摂取したい カルシウムやビタミンD

食物アレルギーの食事でたいせつなことは、下にあげた3つです。毎日の食事は、「必要最小限の除去」を行なうとともに、原因食物以外の食品を使って、栄養バランスよく組み立てていきます。食事について、わからないことや不安なことがあれば、管理栄養士が相談に乗ってくれます。

除去によって不足しやすい栄養素は、原因食物ごとに異なります。特に牛乳アレルギーでは、カルシウムを補うことがたいせつです。カルシウムは骨の成長に欠かせない栄養素。牛乳アレルギーの人でなくても、摂取を心がけるようにしましょう。カルシウムの吸収を助ける働きがあるビタミンDも、意識的にとりたい栄養素です。料理からとるのが難しいときには、カルシウムやビタミンDが添加された豆乳、飲み物、お菓子、スープなど、市販の補助食品をとり入れてもよいでしょう。

食物アレルギーの食事でたいせつなこと

1 定期的に受診し、症状に応じた必要最小限の除去にする

医師と相談し、食べられる範囲（除去の程度）を定期的に見直すことも必要。

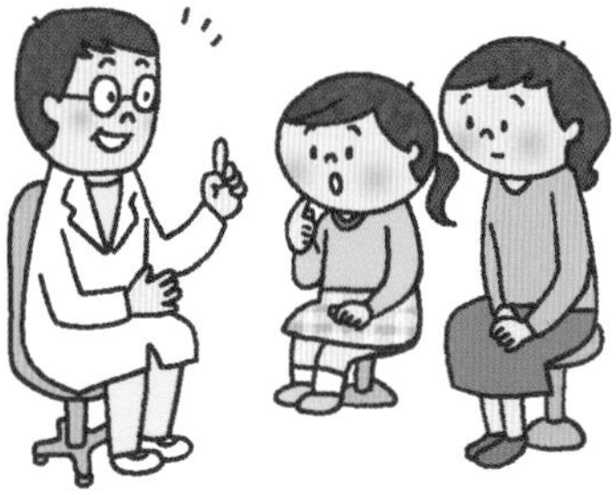

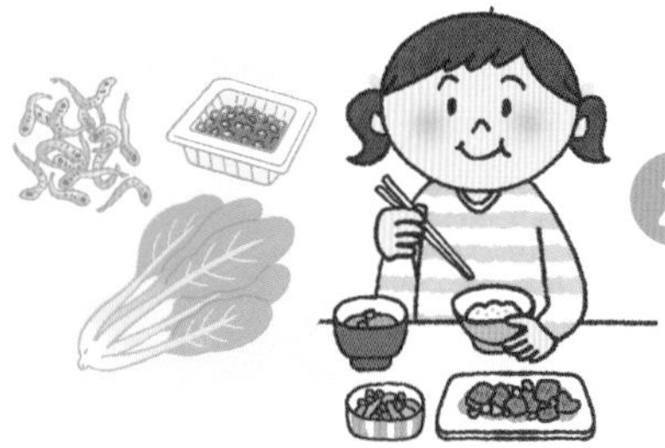

2 除去によって不足する栄養素を補う

特に牛乳を除去する場合は、カルシウムを意識してとる。

3 誤食に注意する

加工食品は原材料表記をチェック。調理中や食事中の誤食にも気をつける。

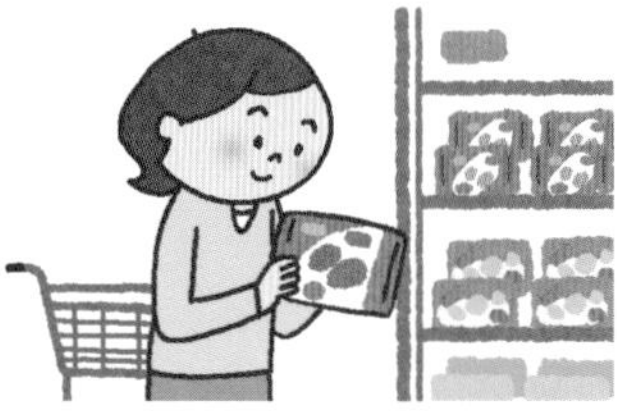

食物アレルギーによって不足しやすい栄養素

卵アレルギーの場合

卵1個分のたんぱく質(6g)がとれる食品

卵
M1個
(50g)

肉30〜40g
(薄切り肉2枚)

魚30〜40g
(切り身1/2切れ)

牛乳180mL
(コップ1杯)

肉、魚、大豆・大豆製品をしっかり食べて、たんぱく質を補いましょう

卵は、良質なたんぱく質を含む食品です。食事から卵を除去する場合は、ほかの食品からたんぱく質をとるようにします。

たんぱく質は、肉・魚などの動物性食品はもちろん、大豆・大豆製品などの植物性食品からも、補うことができます。

牛乳アレルギーの場合

牛乳1/2杯分のカルシウム(100mg)がとれる食品

牛乳
コップ½杯
(90mL)

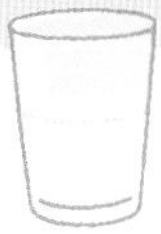

調整豆乳320mL
(コップ2杯弱)

サクラエビ 乾5g
(大さじ2.5)

乾燥ひじき 乾10g
(大さじ3強)

小松菜(ゆで)70g
(2株)

もめん豆腐110g
(約1/3丁)

カルシウムを豊富に含む食品を意識的にとることが重要!

牛乳に含まれる栄養素として代表的なのは、たんぱく質とカルシウムです。たんぱく質はほかの食品から補えますが、カルシウムは意識的にとらないと不足しがちです。牛乳や乳製品以外でカルシウムが多くとれる食品には、大豆・大豆製品、小魚、海藻、青菜などがあります。

カルシウムの吸収を助けるビタミンDをとることも、あわせて心がけましょう。

小麦アレルギーの場合

小麦粉の代わりに利用できる食品

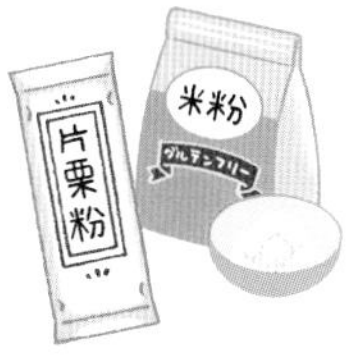

米粉、かたくり粉、たかきび粉などの粉類

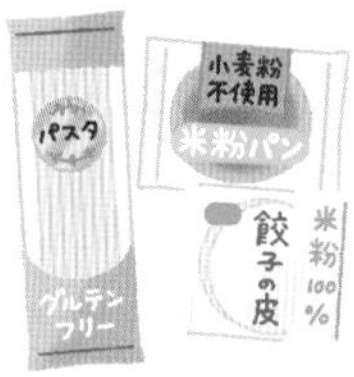

小麦不使用のパン・めん類・ギョーザの皮など

主食をごはん中心にすれば、栄養素の不足はあまり心配ありません

小麦に含まれるおもな栄養素は炭水化物です。主食をごはん中心にすれば、栄養素のバランスの偏りはあまり見られません。小麦不使用のパンやめん類なども活用して、食の幅を広げましょう。

料理に使う小麦粉は、米粉やかたくり粉といったほかの粉類で代用できる場合も多いです。

これで
バッチリ！

不足しやすい栄養素をとるコツ

カルシウム

カルシウム豊富な食品をキッチンに常備してフル活用！

牛乳や乳製品以外でカルシウムを多く含む食品としては、大豆・大豆製品、小魚、海藻、青菜などがあげられます。これらの食品を積極的に食事にとり入れましょう。魚の水煮缶詰めも、骨ごと食べられるのでカルシウムがとりやすい食品です。

カルシウムが豊富な食品は、家庭のキッチンに常備しておきましょう。乾物や缶詰めなら長期保存も可能です。ちりめんじゃこやサクラエビは、ごはんや汁物、いため物に加えやすい食材です。ひじき、切り干し大根、凍り豆腐などは、まとめてもどしておくと、手軽に使えます（42〜49ページ）。

カルシウムを含む食品を食事に少しずつプラスして、摂取量をコツコツ積み重ねていくと、効率よくカルシウムを補うことができます。この本では、手作りのふりかけや、おやつにもなる作りおきも紹介しています（78〜79ページ）。

一日にとりたいカルシウムの推奨量

	男子	女子
1〜2歳	450mg	400mg
3〜5歳	600mg	550mg
6〜7歳	600mg	550mg
8〜9歳	650mg	750mg
10〜11歳	700mg	750mg

厚生労働省「日本人の食事摂取基準 2020年版」より

手軽にカルシウムをちょい足しできる「煮干し粉」

煮干し粉は、小さじ1（2.5ｇ）でカルシウム55mgも含む便利な食品です。汁物のだしだけでなく、いため物や照り焼きなどにもパラッとかけて、風味やうま味をアップできます。臭みや苦味が気になる子どもには、だし用の煮干しではなく、「食べる煮干し」を使って手作りするのがおすすめです（作り方は81ページ）。

カルシウムを多く含む食品（乳製品以外）

大豆・大豆製品

豆腐は絹ごしよりももめんのほうがややカルシウムが多めです。豆乳は調整豆乳のほうがカルシウムが多いですが、料理には無調整のほうが向いています。

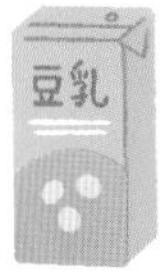

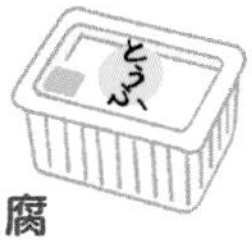

豆乳
200mLで**30mg**

もめん豆腐
1/6丁(50g)で**47mg**

調整豆乳
200mLで**62mg**

絹ごし豆腐
50gで**38mg**

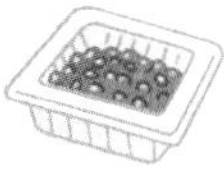

納豆1パック(50g)で**45mg**
油揚げ1/2枚(10g)で**31mg**
凍り豆腐1枚(乾15g)で**95mg**
厚揚げ1/3枚(50g)で**120mg**
ゆで大豆大さじ2強(30g)で**24mg**

乾物（小魚、海藻など）

乾物は、少量でもカルシウムがたくさんとれるので、毎日の食事に少しずつ加えるとよいでしょう。煮干しを粉砕した「煮干し粉」も料理にとり入れやすくおすすめです。

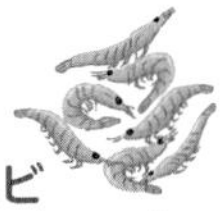

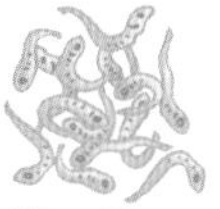

サクラエビ
大さじ2.5(乾5g)で
100mg

ちりめんじゃこ
(シラス干し)
大さじ2(10g)で
52mg

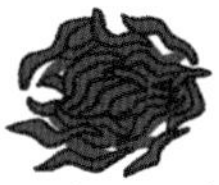

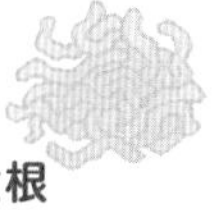

ひじき
大さじ3強(乾10g)で
100mg

切り干し大根
乾10gで**50mg**

煮干し (カタクチイワシ)
3～4cmのもの10尾(乾10g)で**220mg**

カルシウム補助食品も利用してみよう

成長期のカルシウムは、どうしても不足しがちです。食事をくふうしたうえで、アレルギー用ミルク(写真)や、カルシウムを強化した豆乳など、カルシウム補助食品も利用してみましょう。

アレルギー用ミルクは、飲み物としてだけでなく、料理にも活用することができます。大豆アレルギーでなければ、大豆乳が風味もなくとり入れやすいでしょう。

和光堂 ボンラクトi▶
(アサヒグループ食品)
大豆たんぱくを用いて作られた大豆乳。200mLにおよそ106㎎のカルシウムを含む(標準使用量で調乳した場合)。

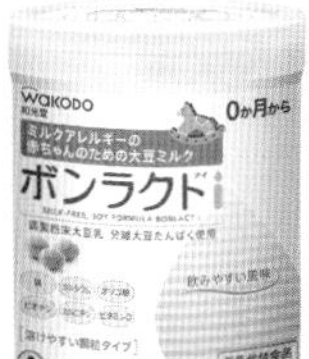

青菜など

野菜では、小松菜、水菜といった青菜類にカルシウムが豊富です。ブロッコリー、オクラなどの緑黄色野菜もカルシウムを含みます。

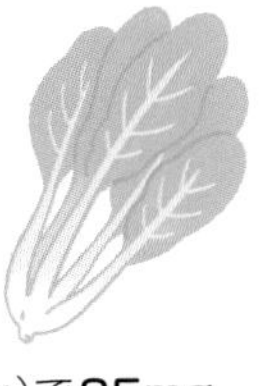

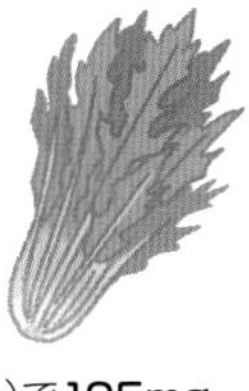

小松菜
1株(50g)で**85mg**

水菜
1株(50g)で**105mg**

青梗菜1/3株(30g)で**30mg**
ブロッコリー5～6房(50g)で**25mg**
オクラ3本(30g)で**28mg**
ほうれん草2～3株(50g)で**25mg**

ビタミンD

食事からとるほかに、日光に当たることも大事！

ビタミンDは魚類に多く含まれます。毎日の食生活で、主菜として肉類と魚類をバランスよく食べることが大事です。魚のアレルギーであっても、食べられる魚があればとり入れましょう。きのこ類もビタミンDが豊富です。特に、干ししいたけやきくらげなどの乾物に多く含まれています。

ビタミンDは、日光（紫外線）に当たることで皮膚で作られます。日の当たる戸外で適度な運動を行なうこともたいせつです。

一日にとるビタミンDの目安量

	男子	女子
1～2歳	3.0μg	3.5μg
3～5歳	3.5μg	4.0μg
6～7歳	4.5μg	5.0μg
8～9歳	5.0μg	6.0μg
10～11歳	6.5μg	8.0μg

厚生労働省「日本人の食事摂取基準 2020年版」より

ビタミンDを多く含む食品

きのこ類

特にビタミンDが豊富なのは乾物。生のきのこ類では、まいたけがダントツです。

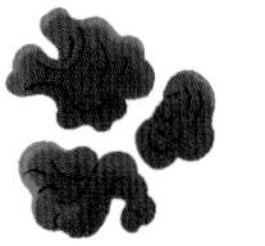

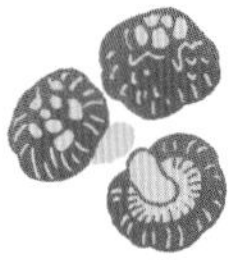

乾燥きくらげ
大10個（乾5g）で**4.3μg**

まいたけ
1/2パック（50g）で**2.5μg**

干ししいたけ
大2個（乾10g）で**1.7μg**

エリンギ
中1本（50g）で**0.6μg**

魚類

サケやイワシをはじめ、身近な魚にビタミンDが多く含まれています。

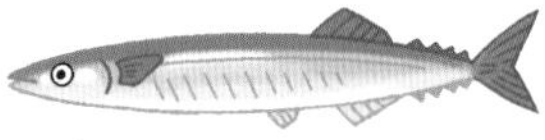

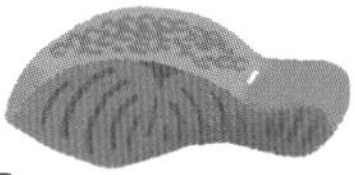

サンマ
50gで**8.0μg**

イワシ
50gで**16.0μg**

メカジキ
50gで**4.4μg**

サケ
50gで**16.0μg**

タチウオ
50gで**7.0μg**

アジ
50gで**4.5μg**

ビタミンDとカルシウムを一度にとれる食品も！

魚の水煮缶や煮干しなど、ビタミンDとカルシウムの両方が多く含まれる食品もあります。長期保存がきくものは、常備して毎日の食事にとり入れましょう。

- **サバ水煮缶詰め** 1/4缶強（50g）で…
  カルシウム130mg　ビタミンD 5.5μg
- **煮干し** 3～4cmのもの10尾（乾10g）で…
  カルシウム220mg　ビタミンD 1.8μg

たんぱく質

肉、魚、大豆製品などを毎食しっかり食べる

　たんぱく質は、成長期の体作りに欠かせない栄養素です。たんぱく質を多く含むのは、肉や魚類、卵類、大豆製品、乳製品などの食品です。なるべく朝昼夕の3食すべてに、これらの食品のいずれかをとり入れましょう。

　アレルギーのために鶏卵や乳製品を除去している場合でも、肉、魚、大豆製品を毎食しっかりと食べていれば、充分な量のたんぱく質をとることができます。

一日にとりたいたんぱく質の推奨量

	男子	女子
1～2歳	20g	20g
3～5歳	25g	25g
6～7歳	30g	30g
8～9歳	40g	40g
10～11歳	45g	50g

厚生労働省「日本人の食事摂取基準 2020年版」より

たんぱく質を多く含む食品

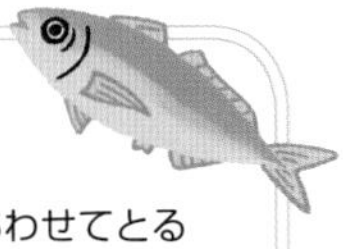

魚類

　たんぱく質とともに、ビタミンDもあわせてとることができます。

サケ
50gで**9.5g**

ブリ
50gで**9.3g**

アジ
50gで**8.4g**

イワシ
50gで**8.2g**

メカジキ
50gで**7.6g**

サンマ
50gで**8.2g**

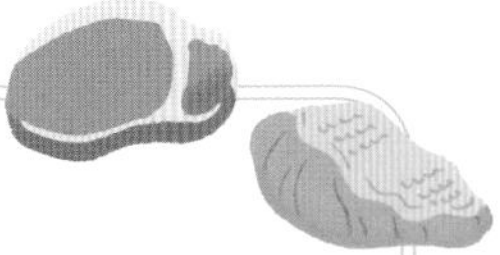

肉

　牛、豚、鶏とも、脂身の少ない部位のほうが、たんぱく質が豊富です。

牛バラ肉
50gで**5.6g**

牛もも肉
50gで**8.0g**

豚バラ肉
50gで**6.4g**

豚もも肉
50gで**8.5g**

鶏むね肉
50gで**7.8g**

鶏もも肉
50gで**8.7g**

卵や乳製品のたんぱく質量は？

　卵や乳製品も良質なたんぱく質を豊富に含んでいます。食べられる範囲で食べましょう。

- **卵**
1個(50g)で**5.7g**
- **牛乳**
200mLで**6.0g**
- **ヨーグルト**(プレーン)
50gで**1.7g**
- **プロセスチーズ**
1個(20g)で**4.3g**

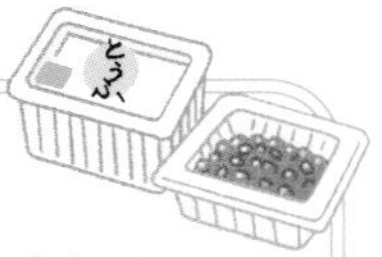

大豆製品

　たんぱく質に加えて、カルシウムも豊富です。

もめん豆腐
1/6丁(50g)で**3.4g**

納豆
1パック(50g)で**7.3g**

絹ごし豆腐
1/6丁(50g)で**2.7g**

厚揚げ
1/3枚(50g)で**5.2g**

凍り豆腐
1枚(乾15g)で**7.5g**

バランスのよい食事って？

子どもの食事、どう組み立てる？

「主食＋主菜＋副菜」を意識して、バランスのよい食事を

食物アレルギーがある場合は、「必要最小限の食物除去」を行ないながら、原因食物以外の食品で、バランスのよい食事を組み立てます。

どの年齢の場合も、献立を考えるときには、「主食＋主菜＋副菜」を意識すると、栄養バランスが整いやすくなります。食事は毎日のことですから、完璧を目指さず、無理のない範囲でくふうしましょう。たとえば、カレーやチャーハン、丼物などは、たんぱく質がとれる肉や魚類、卵類、大豆製品などがしっかり入っていれば、主食と主菜を兼ねる料理です。手軽にバランスのよい食事が整います。

また、子どもにとっては、朝食、昼食、夕食に加えて、おやつも食事の一部です。食べムラがあるなどで、食事で充分に栄養がとれなかったときは、おやつで補うことも考えましょう。おにぎりや芋類などは、エネルギー補給に適しています。

バランスのよい食事の基本

「主食＋主菜＋副菜」を基本とした献立を意識すると、炭水化物、たんぱく質、ビタミン、ミネラルなど、栄養素のバランスがよくなります。

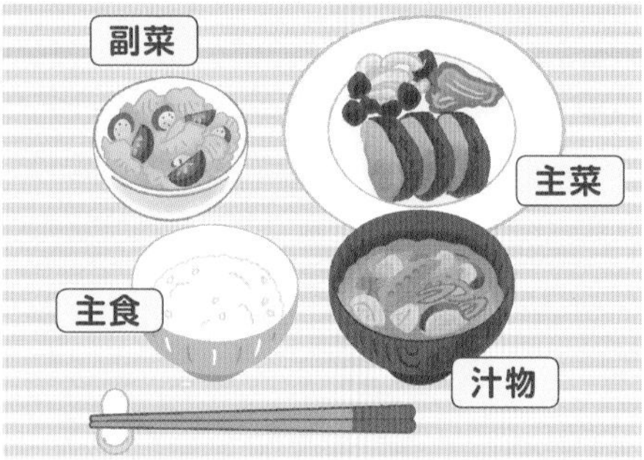

主食　ごはん、パン、めん類など。「炭水化物」を多く含む。

主菜　肉や魚類、卵類、大豆製品など、「たんぱく質」を多く含むおかず。

副菜　野菜類、きのこ類、海藻類、芋類、豆類など、「ビタミン」「ミネラル」「食物繊維」などを多く含むおかず。

汁物　野菜やきのこ類、海藻類、大豆製品、肉、魚、芋類など、さまざまな食材を組み合わせて具だくさんにすると、副菜の代わりにもなる。

味つけは？

素材の味を生かし、だしやスープのうま味をうまく利用して、うす味を心がけましょう。子どもの食事を作り分けるのはたいへんなので、大人も子どもに合わせてうす味にするのが、健康のためにもおすすめです。大人用には、仕上げに薬味やスパイスを足してもよいでしょう。

年齢ごとの食事のポイント

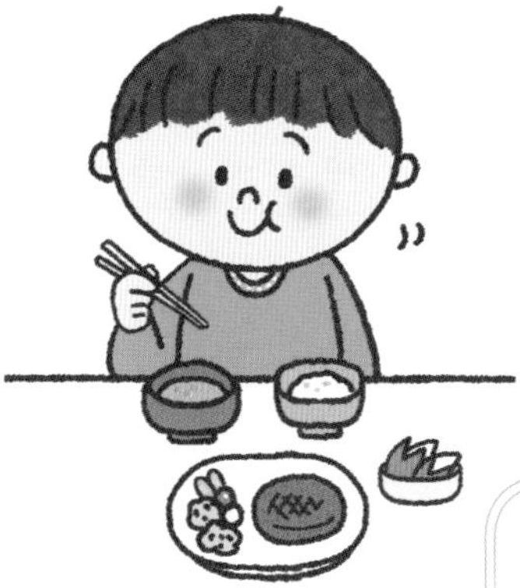

3歳～5歳ごろ

食べやすい料理のくふうと、うす味を心がけて。

1日3回の食事で必要なエネルギーや栄養素量を満たすのはむずかしいため、間食で補います。食材は小さめ、やわらかく火を通す、とろみをつけるなど、食べやすくするくふうをして、うす味を心がけましょう。しっかり体を動かして遊び、空腹で食卓に向かうようにして、自分で食べる楽しみを学ぶとともに、食事のマナーも覚えていくとよいでしょう。

6歳～7歳ごろ

学校中心の生活へと変化。家庭全体で適切な食習慣を。

小学校に入学し、家庭中心の生活から公の場での生活へと変化する時期です。食習慣の乱れは体調をくずし、生活習慣病の誘因になることが知られています。家庭全体で適切な食習慣を心がけましょう。歯が生えかわる時期でもあります。かむことは消化吸収や栄養素の利用効率を高めるので、ゆっくりかんで食べる習慣をつけることがたいせつです。

8歳～9歳ごろ

発達が著しい時期。多種の食品をまんべんなく。

友だちとの体格の差も表れてきて、運動機能、脳・神経機能などの発達が著しい時期です。食欲も旺盛なので間食もよくとりますが、脂質の多いお菓子はほかの食事に影響を与えるので、食物アレルギーの心配の少ない芋類やくだものなどもとり入れます。特定の食物や調理法に偏らず、好き嫌いなく、多種の食品をまんべんなくとるよう心がけましょう。

10歳～11歳ごろ

栄養素の必要量も増加。心身のゆとりをたいせつに。

思春期へと移行する時期で、栄養素の必要量も増えます。特にカルシウム、鉄などは骨格形成に必要です。コンビニなどで間食を買う機会が増え、糖質や脂質、食塩の過剰摂取になりがちである一方、女子はダイエット志向が芽生える時期です。家族だんらんで食事をして心身にゆとりをもち、栄養素の過不足が生じないよう、規則正しい食生活を意識します。

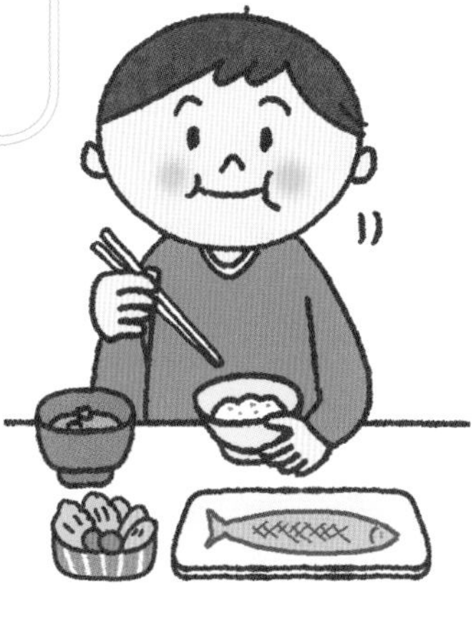

成長とともに増やす

年齢ごとの食べる量の目安は？

無理なく食べられる範囲で、年齢に応じて増量

成長に伴って活動量が増えると、必要な栄養の量も増加します。食べる量は、年齢に応じて徐々に増やしていきましょう。特に、エネルギーのもとになるごはんやパンなどの主食や、体を作るたんぱく質源となる肉や魚類は、年齢が上がるにつれて多く必要になっていきます。

3歳では大人の食事の半分くらいの量が目安ですが、しだいに増えて、10～11歳では、ほぼ大人と同じくらいの食事量になります。

ただし、子どもの食事摂取量には個人差があり、幼児期は日によって食べムラもあります。子どもの実際の様子を見ながら加減しましょう。母子手帳にもある成長曲線の範囲で成長していれば大丈夫です。もし、極端に食べる量が少なく、成長の様子に心配がある場合は、管理栄養士に相談してみてください。

ここに示した食品の量は、あくまでも目安です。
また、原因食物は、ほかの食品におきかえれば
大丈夫です（13～17ページ）。

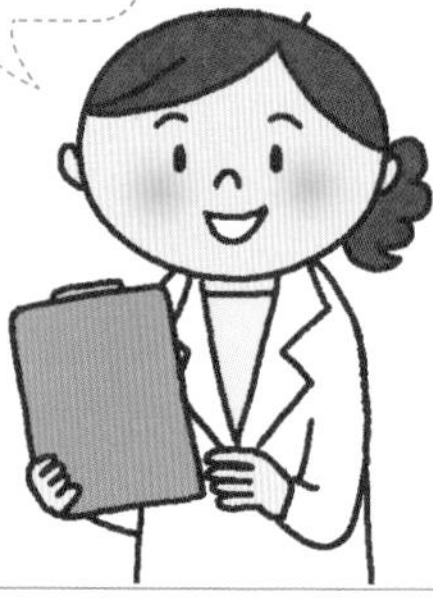

10～11歳
180～200g ×２回
90g （6枚切り1½枚）
100～150g
80g
1個
320g
350g
100g
150g
20g ／ 10g

間食からも栄養をとって、食べる量をキープ！

子どもは１食でたくさんの量を食べられません。必要な量を食べられるように、間食もくふうしましょう。朝食・昼食・夕食＋間食で、充分な量をとれるようにすればOKです。

間食でごはんやパン、お菓子を食べた場合は穀物のカテゴリー、芋を食べた場合は芋のカテゴリーで、分量を調整します。ただし、3食とも主食は抜かずに、しっかり食べましょう。

働省）などを参考に、使いやすい目安量を作成したものです。

6〜7歳が一日に食べる量の目安（例）

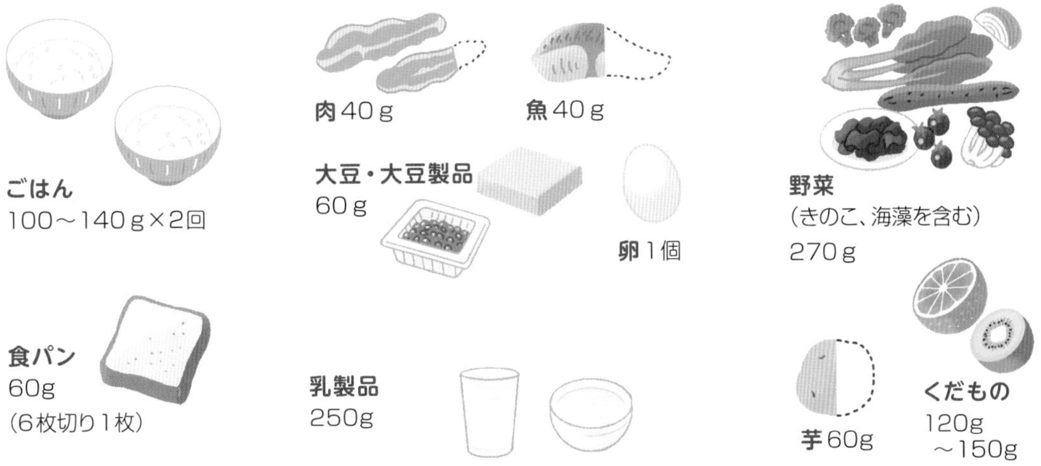

その他：サラダ油（10g）、砂糖（5g）、ジャム（5g）

年齢別の一日に食べる量の目安（例）

		3〜5歳	6〜7歳	8〜9歳
穀物 ※ごはんやパンは、めんにおきかえてもよい	ごはん	80〜100g ×2回	100〜140g ×2回	150〜180g ×2回
	パン	60g （6枚切り1枚）	60g （6枚切り1枚）	70g （5枚切り1枚）
肉・魚介類		70g	80g	80〜120g
大豆・大豆製品		50g	60g	80g
卵		大½個	1個	1個
乳製品		250g	250g	300g
野菜（きのこ、海藻を含む） ※野菜の1/3以上は緑黄色野菜でとる		240g	270g	300g
芋		50〜60g	60g	60g
くだもの		120〜150g	120〜150g	150g
油脂 ／ 砂糖		10g ／ 5g	10g ／ 10g	15g ／ 10g

※上記は、「4つの食品群の年齢別・性別・身体活動レベル別食品構成」（女子栄養大学）、「日本人の食事摂取基準 2020年版」（厚生労

COLUMN

心身の変化が大きい思春期。寄り添いながら、食の幅を広げたい。

思春期は、子どもから大人に移行する時期です。身体的、精神的な変化が著しく、個人差も大きい時期で、特に成人の1.5 ～2 倍程度の鉄を必要とします。さらに、スポーツやダイエット、月経、ストレスが重なると、鉄不足のリスクが高まります。だるさや頭痛などの体調不良の背後に、鉄不足が隠れていることもあります。

また、自分で食べ物を買って食べたり、子どもだけで外食したりする機会も増えてきます。食物アレルギーを幼少期から経験している場合、多くは家庭での食事が中心で、外食では決まったものを選択することが多いものの、受験や塾通いによる生活習慣の変化から、食習慣が乱れることもあるので注意が必要です。

思春期の患者さんの多くは、治療を進めてきたことで症状が軽減する、あるいは避ける必要がなくなった食物が出てくることから、食の幅を広げる“食べていく指導”に移行していきます。しかし、以前のつらい症状のことが思い出されて食べる気にならない、その食べ物を見ただけで気持ち悪くなる、という患者さんも少なくありません。

病院での治療のおもな目的は、安全な食生活を確保すること、また、食生活の質を上げることです。本人が「食べられるようになってよかった」「食べられてうれしい、幸せだ」と思うことがたいせつです。そう思えない時期は、足の速い人、早口の人などがいるように、「苦手な食物がある」ことを嗜好として一旦受け入れるという考えもあるかもしれません。その場合、無理をせず主治医に相談しましょう。突然の症状誘発を防ぐために、原因だった食物をまったく食べないのではなく、少量でも摂取を続けていくよう指示されることが多いです。原因食物以外の多種の食物を用いることで、栄養素バランスも整ってきます。食事のほかに、適度な運動や休養にも配慮して、健全な身体づくりを見守りましょう。

治療のおもな目的

- 安全な食生活を確保すること
- 食生活の質を上げること

↓

治療によって解除になった原因食物をどうしても食べられない場合は、無理せず主治医や管理栄養士に相談を。

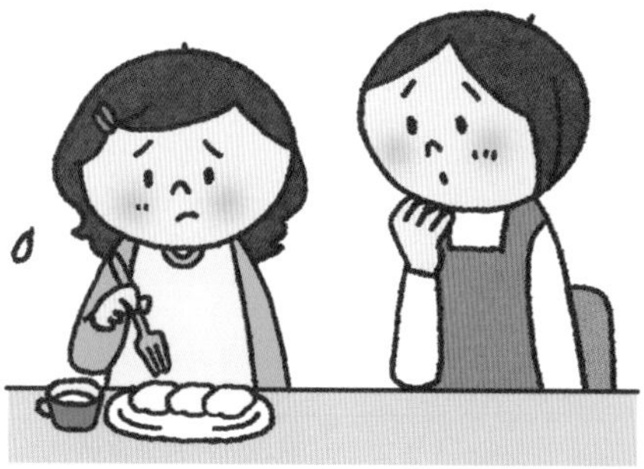

PART 2

栄養ばっちり！ゆる作りおき

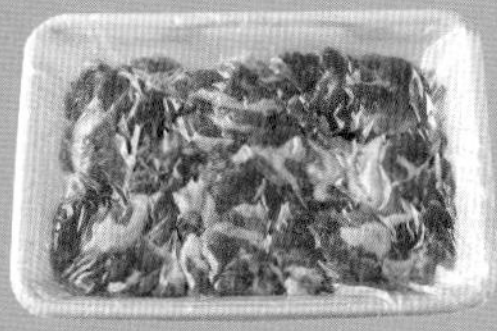

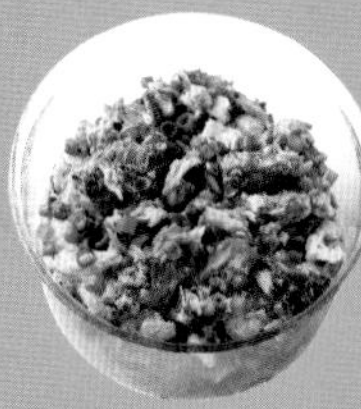

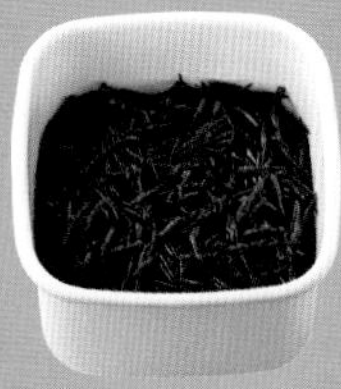

「ゆる作りおき」とは、肉や魚に下味をつけたり、乾物をもどしたりしておく便利なストック。不足しがちな栄養素が豊富な食材を選びました。手軽に栄養アップでき、アレンジも自在です！

ゆる 作りおき 1

豚こま肉の酒しょうが漬け

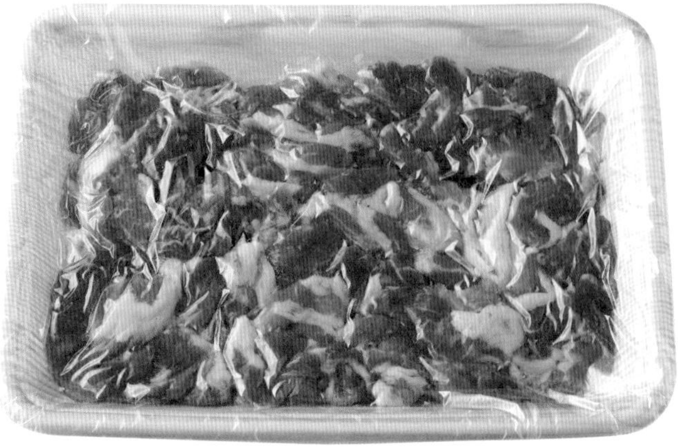

いため物、煮物、
レンジ蒸しなど、
用途いろいろ!

材料（作りやすい分量）

豚こま切れ肉…………300g

ⓐ
- 酒…………………大さじ1
- 塩………………小さじ$\frac{2}{3}$
- おろししょうが…………1かけ分（10g）

作り方

1 豚肉はパックに入れたままⓐをまんべんなくまぶし、箸《はし》でふんわり混ぜる。

2 大きめのラップを肉にのせ、空気を抜くように押して密着させる（肉にラップを密着させることで、乾燥しないように、味がなじむようにする）。

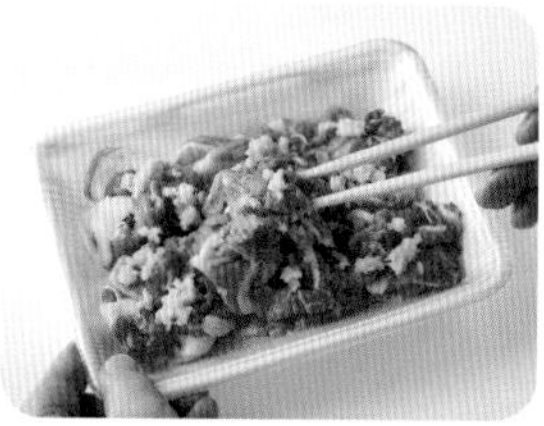

Point

下味つけは、買ってきたパックの中で。洗い物を減らせます。

保存方法
全体をラップで包むか、保存袋に入れて冷蔵。冷凍の場合、解凍しやすいように厚さを薄くして1食分ずつ小分けにして包み、解凍して使う。

保存期間
冷蔵で3日間
冷凍で2～3週間

● 1食分90g

	鉄	たんぱく質
222kcal	0.6mg	13.4g

活用アイデア!

下味つきで、豚こまがもっと万能に！

どんな料理にも合う下味をつけておくことで、いため物や煮物などにすぐ使えて便利！ しょうがの風味がアクセントになり、ほかの調味料との味のなじみもよくなります。また、酒につけると肉がやわらかくなるので、一口大にまとめて豚こま団子にするなどのバリエーションも楽しめます。

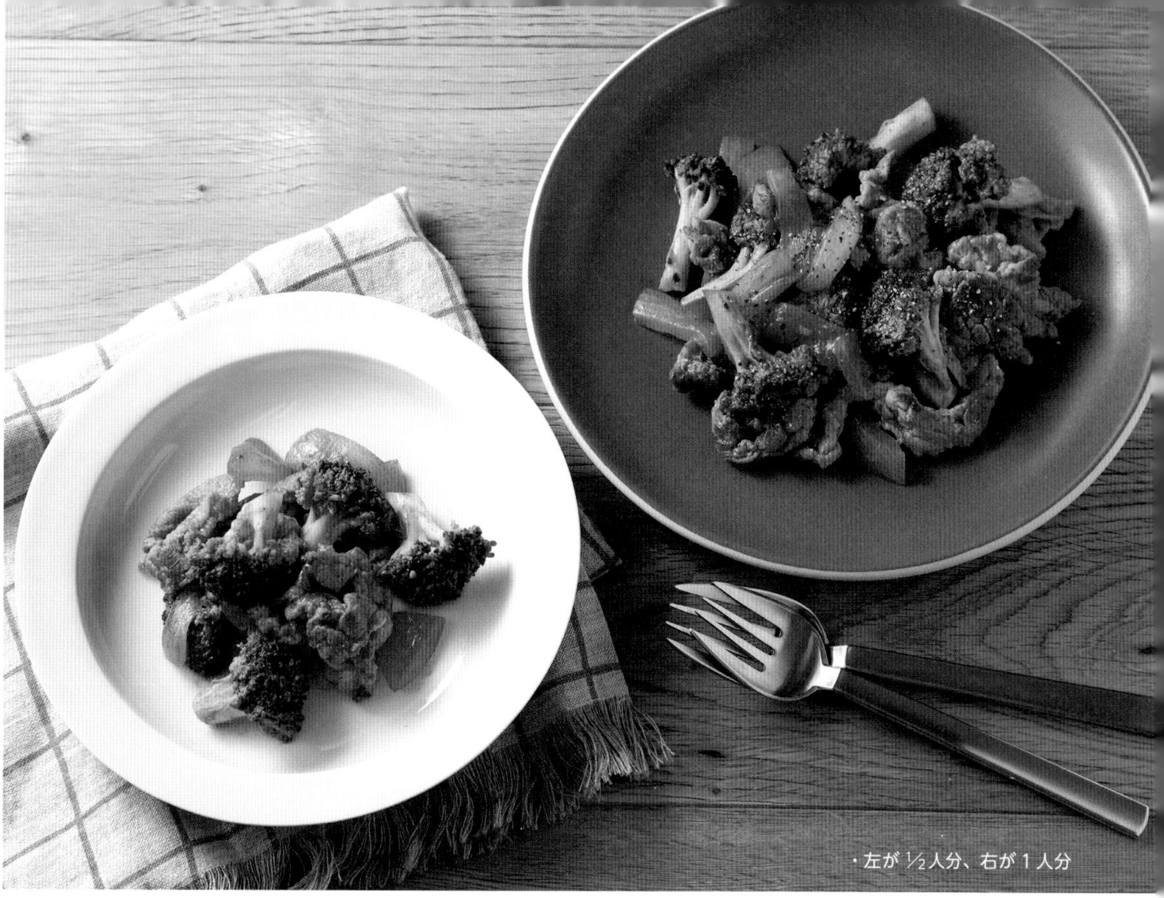

・左が ½人分、右が１人分

ポークチャップ

洋風の定番料理ですが、隠し味にしょうゆとみりんが入っているので、
ごはんにもよく合います。

材料（2人分）

ゆる	豚こま肉の酒しょうが漬け	180g
	ブロッコリー	120g
	玉ねぎ	¼個（50g）
	サラダ油	小さじ2
	水	大さじ2
ⓐ	トマトケチャップ	大さじ1½
ⓐ	しょうゆ、みりん	各小さじ1
ⓐ	こしょう	少量

［1人分］	鉄	たんぱく質
305kcal	1.6mg	16.2g
［½人分］	**鉄**	**たんぱく質**
152kcal	0.8mg	8.1g

作り方

1 ブロッコリーは小房に分け、玉ねぎは薄切りにする。
2 フライパンに油を中火で熱し、豚こま肉を入れ、ほぐしながらいためる。焼き色がついたら1と水を加え、ふたをして野菜がやわらかくなるまで蒸しいためする。
3 混ぜ合わせたⓐをまわし入れ、味がなじむまでいため合わせる。

Point

子どもが好きな甘めの味つけ

トマトケチャップの甘ずっぱさが子どもにも食べやすく、ブロッコリーも無理なく食べられます。大人向けには、器に盛ってからあらびき黒こしょう適量をふってピリッと味を引きしめるのもおすすめです。

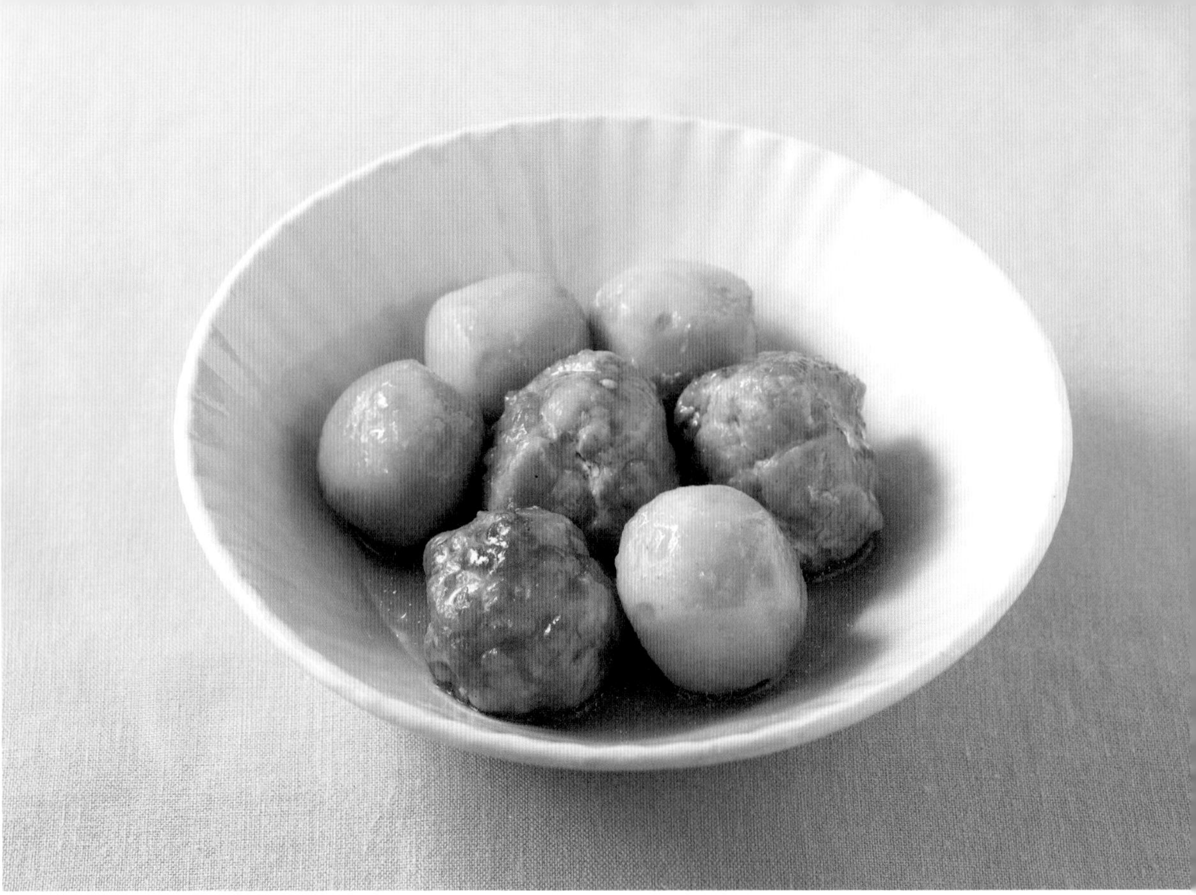

豚こま団子の角煮風

こま切れ肉を丸めるので早く煮えて、
味がしみ込みやすい時短メニュー。
かたまり肉の角煮よりずーっと手軽です！

材料（2人分）

ゆる 豚こま肉の酒しょうが漬け……………… 180g
冷凍里芋…………………………………… 150g
かたくり粉……………………………… 小さじ2
ⓐ［水 ………………………………… ½カップ
　 砂糖、しょうゆ、酒……………… 各大さじ1
サラダ油………………………………… 小さじ2

		鉄	たんぱく質
［1人分］	338kcal	1.2mg	15.3g
［½人分］	169kcal	0.6mg	7.6g

作り方

1 豚こま肉は6等分して形よく丸め、かたくり粉をまぶす。
2 小さめのフライパンに油を中火で熱し、**1**を入れ、転がしながら表面を焼きかためる。
3 冷凍里芋を凍ったまま加えてさっといため、ⓐを加え、ふたをして8分煮る。里芋に火が通ったら、照りが出るまで煮つめながら煮汁をからめる。

Point
小さい子どもが食べやすいのもいいところ

　こま切れ肉を丸めて作る角煮は、時短になるうえに、かみ切りやすくて、小さい子どもにはかたまり肉よりも食べやすいのもよいところ。下処理に手間がかかる里芋は冷凍がおすすめ。火の通りも早くて一石二鳥です。

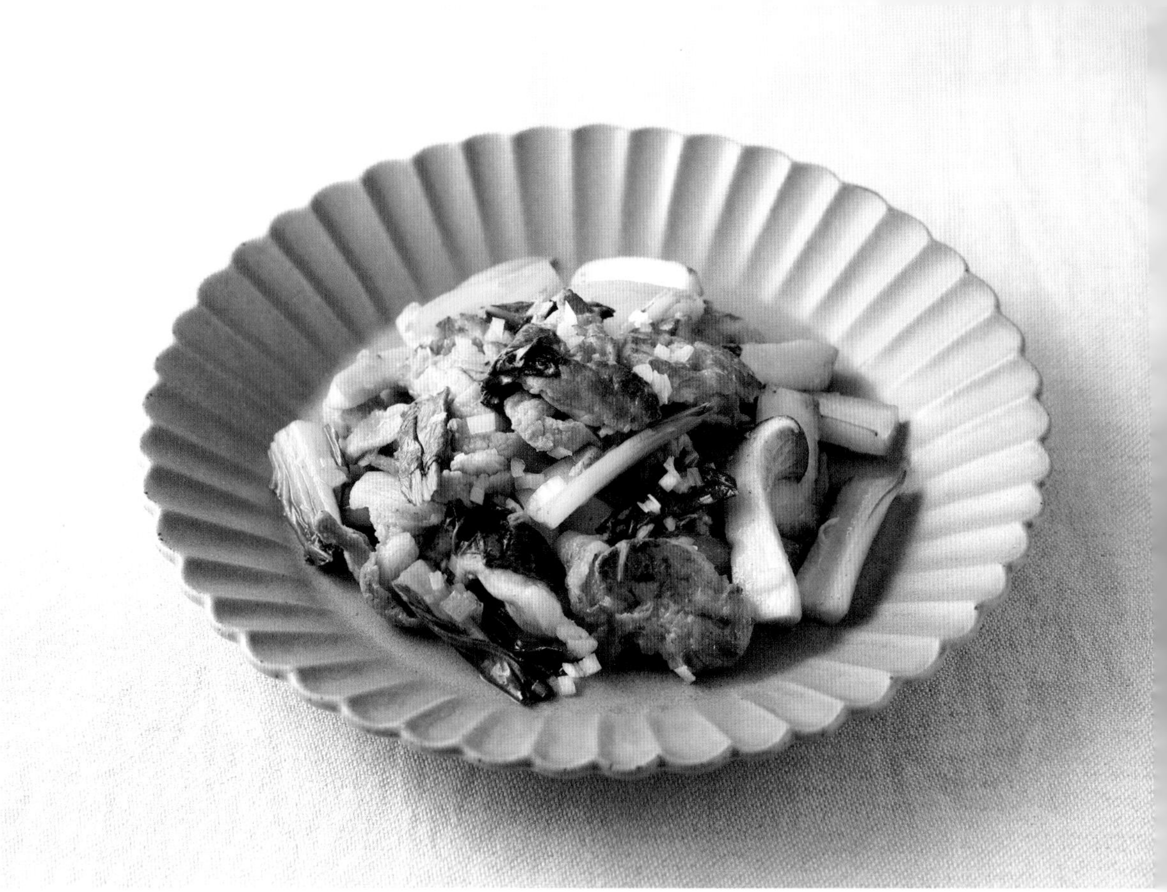

豚こまのねぎ塩いため

豚肉にしっかり下味がついているので、
やわらかく仕上がります。
青梗菜《ちんげんさい》とエリンギで栄養もばっちり。

材料（2人分）

- ゆる 豚こま肉の酒しょうが漬け……180g
- 青梗菜……120g
- エリンギ……大1本（50g）
- 長ねぎ……10cm
- ⓐ 塩……小さじ1/3
- ⓐ こしょう……少量
- サラダ油……小さじ2

［1人分］	鉄	たんぱく質
271kcal	1.4mg	14.4g
［1/2人分］	鉄	たんぱく質
135kcal	0.7mg	7.2g

作り方

1. 青梗菜は4cm長さに切り、根元はくし形に切る。エリンギも4cm長さに切り、縦に棒状に切る。ねぎはみじん切りにする。
2. フライパンに油を中火で熱し、豚こま肉を入れ、ほぐしながらフライパンの半分に広げる。空いたところに**1**の青梗菜、エリンギを入れて広げ、肉と野菜それぞれに焼き色がつくようにじっくりいためる。
3. 全体に火が通ったら野菜にⓐをふり、仕上げにねぎを加えて全体をひと混ぜする。

Point

きのこと青菜は栄養面でも好相性！

エリンギはきのこのなかでもビタミンDが豊富な食材。くせがなく食べやすいうえ、うま味も出て味わいもアップします。好みでしめじやしいたけでも代用OK。青梗菜の代わりに、カルシウムが豊富な小松菜でも作れます。

ゆる 作りおき 2

粉豆腐入り鶏肉だね

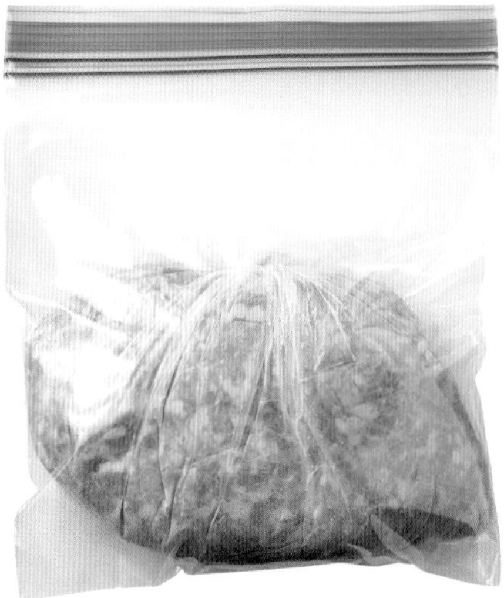

粉豆腐を加えて
カルシウムをアップ！
栄養も満点。

材料（作りやすい分量）

鶏ももひき肉……………300g
玉ねぎ……………½個（100g）
粉豆腐★……………大さじ3
しょうゆ……………小さじ1
塩……………小さじ½

★「新あさひ粉豆腐」（旭松食品）を使用。

作り方

1 玉ねぎは細かいみじん切りにし、ポリ袋にすべての材料を入れて袋の上からもみ、よく混ぜる。
2 まんべんなく混ざったら、空気を抜いて袋の口を縛り、保存袋に入れて密閉する。

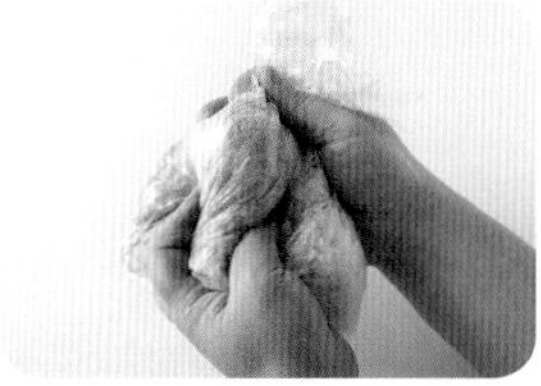

Point

ポリ袋に入れてもみ混ぜるのが時短ポイント！ 手が汚れず、洗い物もなし。

保存方法
ポリ袋ごと保存袋に入れて冷蔵。冷凍の場合、小分けにして包むか、平らにして箸などで筋をつけて冷凍し、割って少しずつ使う。

保存期間
冷蔵で2～3日間
冷凍で2～3週間

● 1食分 120g

	カルシウム	たんぱく質
142kcal	57mg	17.6g

活用アイデア！

粉豆腐でふんわり食感に。

粉豆腐は、粉末状の凍り豆腐。ひき肉だねに加えることで、適度な弾力とふんわり感が絶妙な食感になり、食べごたえがあります。カルシウムもプラスできるのがうれしいところ。ほかに加える食材はシンプルに玉ねぎだけにしておくと、アレンジの幅が広がります。

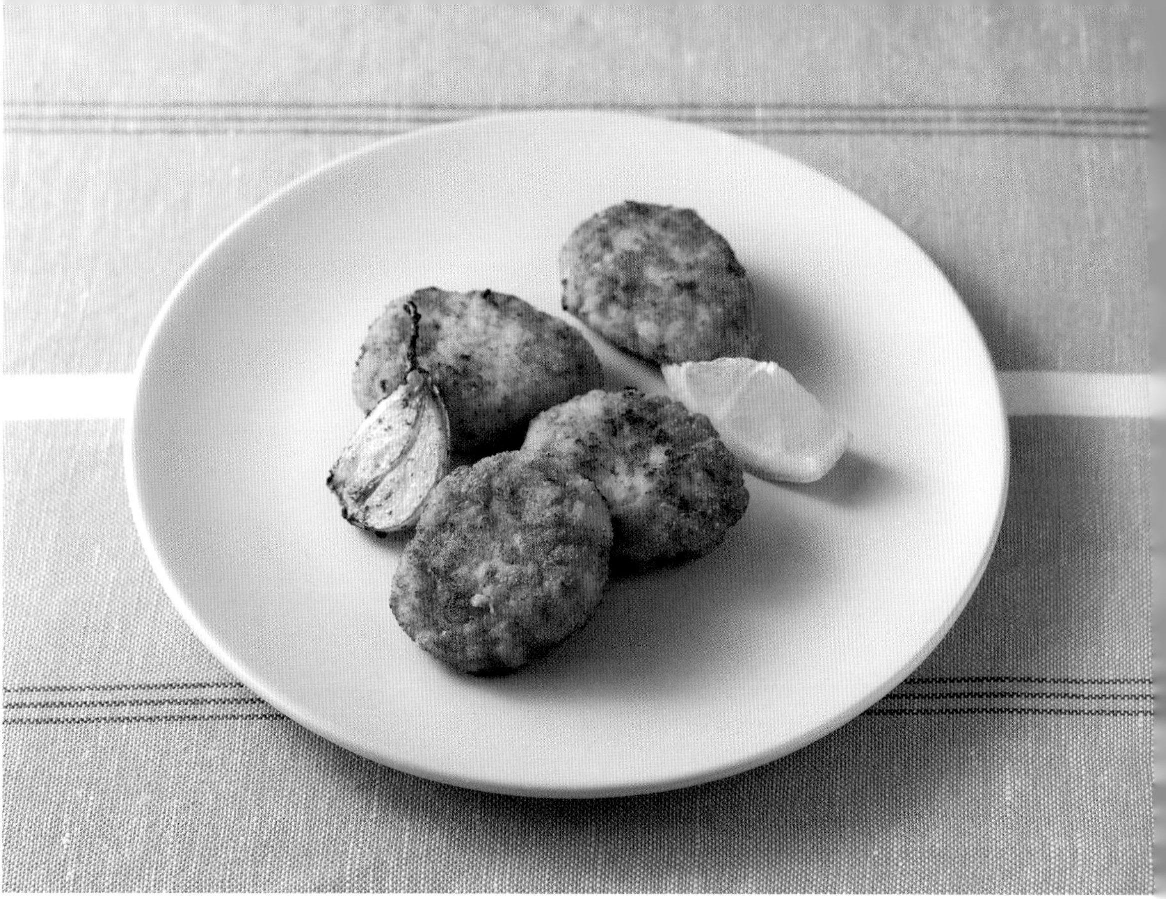

ふわふわチキンナゲット

きめ細かい粉豆腐の衣で、
味も見た目もお店みたいな仕上がりに。
カルシウム補給のおやつにオススメです。

材料（2人分）

ゆる 粉豆腐入り鶏肉だね……240g
粉豆腐★……大さじ2
にんにく……1かけ（10g）
揚げ油……適量
レモン……1/8個

★「新あさひ粉豆腐」（旭松食品）を使用。

【1人分】	カルシウム	たんぱく質
237kcal	119mg	22.4g
【1/2人分】	カルシウム	たんぱく質
119kcal	59mg	11.2g

作り方

1 鶏肉だねは8等分して小判形に成形し、粉豆腐をまぶす。にんにくは皮つきのまま半分に切る。
2 フライパンに1cm深さの揚げ油を入れて中火で熱し、**1**を入れて揚げ焼きにする。にんにくの香りが立ち、肉だねが色よく焼けたら裏返し、同様に焼く。
3 器に**2**を盛り、くし形に切ったレモンを添える。

Point

衣にも粉豆腐を使って、カルシウム強化！

粉豆腐をまぶすことで、たんぱく質食材を揚げたとき特有の香ばしさが加わり、うま味が倍増。カルシウムが多くとれるうえ、満足感がアップするアイデアです。鶏のから揚げなど、ほかの揚げ物でも応用できます。

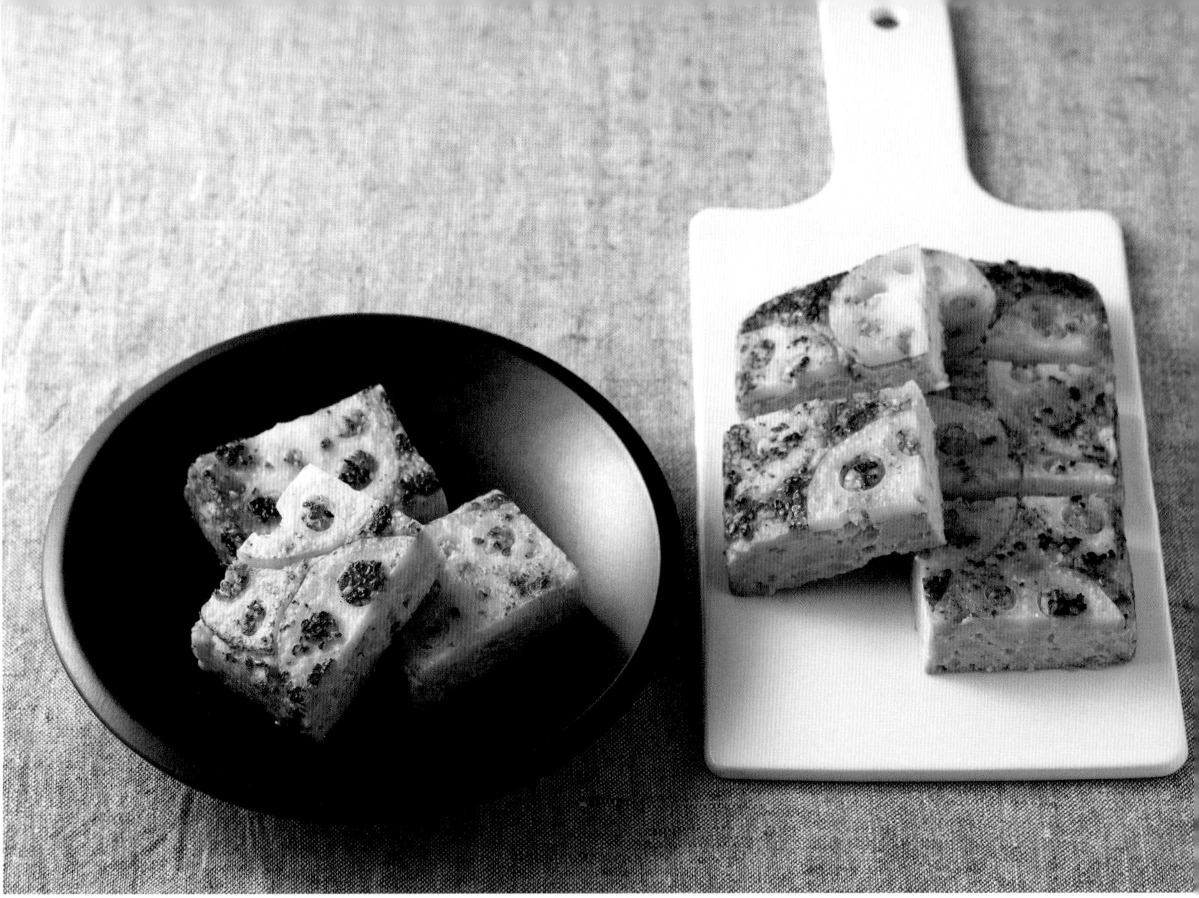

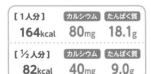

ごまれんこんの焼きつくね

成形不要で、まとめて焼けるお手軽つくね。
好きな大きさにカットして、
お弁当やおやつにも。

材料（卵焼きフライパン１個分・2.5人分）

ゆる 粉豆腐入り鶏肉だね……………………300g
れんこん………………………………………50g
いり白ごま………………………………小さじ2

作り方

1 れんこんは5mm厚さの輪切りか半月切りにする。
2 卵焼き用フライパンに**1**のれんこんを重ならないように敷き詰め、ごまをふる。鶏肉だねをのせて平らになるように押し広げ、アルミ箔《はく》をかぶせる。
3 **2**を弱めの中火にかけ、10分焼いて裏返し、さらに5分焼く。
4 まな板などにとり出してあら熱をとり、食べやすい大きさに切って器に盛る。

Point
野菜をのせて、おいしさもビタミンもアップ！

　たんぱく質とカルシウムがとれる肉だねに、野菜を組み合わせてビタミンもプラス。食感もアクセントになります。れんこんのほかに、ブロッコリーやコーン、アスパラガスもおすすめです。

［1人分］	カルシウム	たんぱく質
164kcal	80mg	18.1g
［½人分］	カルシウム	たんぱく質
82kcal	40mg	9.0g

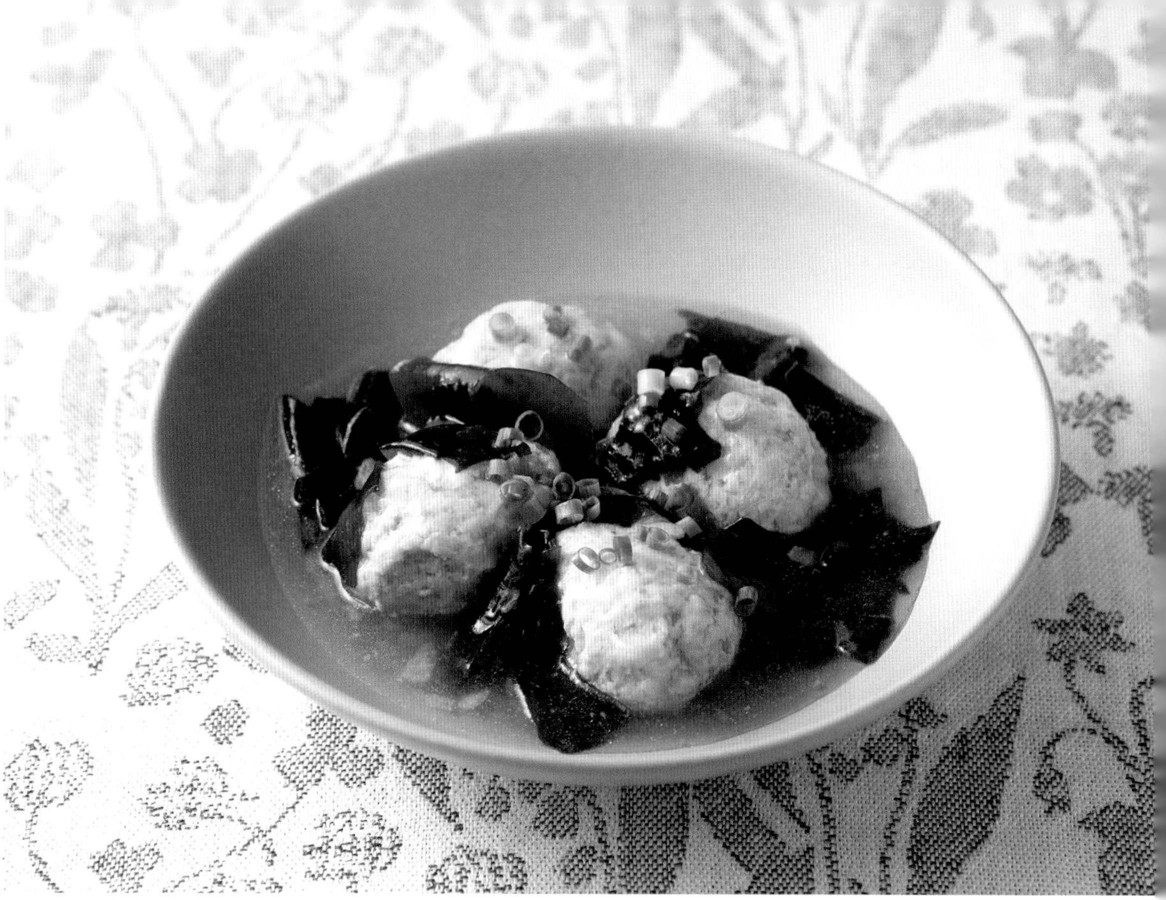

鶏つくねのわかめあんかけ

ふんわりと煮た鶏つくねを、
やさしい味わいのわかめあんで。
大人はゆずこしょうを添えてもおいしい。

材料（2人分）

ゆる 粉豆腐入り鶏肉だね……240g
ⓐ［水……1½カップ
　［しょうゆ……小さじ½
乾燥わかめ……乾4g
［かたくり粉、水……各小さじ2
小ねぎ（小口切り）……あれば適量

［1人分］	カルシウム	たんぱく質
158kcal	78mg	18.0g
［½人分］	カルシウム	たんぱく質
79kcal	39mg	9.0g

作り方

1 なべにⓐを入れ、中火にかけて煮立たせる。鶏肉だねを⅛量ずつスプーンで丸めながら入れて、5分煮る。
2 鶏肉だねに火が通ったら、わかめを乾燥のまま加えて2分煮る。水どきかたくり粉を加えてしっかりと煮立て、とろみをつける。
3 器に盛り、好みで小ねぎを散らす。

Point

わかめは乾燥したまま煮て時短！
塩けとうま味を調味料代わりに利用

わかめには、カルシウムの吸収を助けるビタミンDが豊富。乾燥したまま煮るのが、時短とおいしさのポイントです。わかめの塩けとうま味を、そのままあんに利用するので、味つけもらくらくです。

ゆる 作りおき

3

鶏むね肉の塩こうじ漬け

パサつきやすい
むね肉も、
しっとりおいしい！

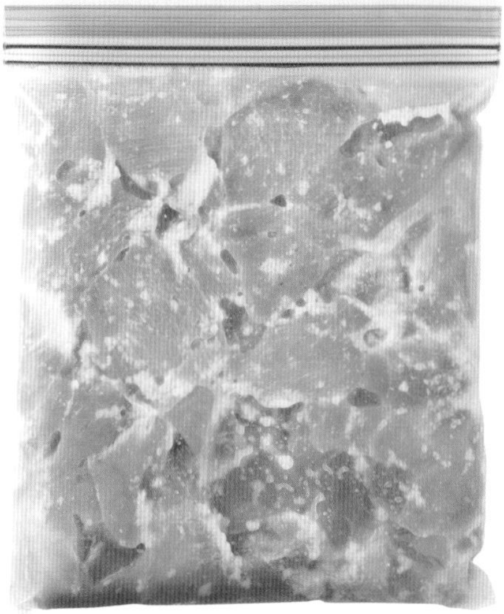

材料（作りやすい分量）

鶏むね肉（皮なし） 2枚（500g）
塩こうじ………………… 50g

作り方

1 鶏肉は一口大に切り、保存袋に入れ、塩こうじを加えて袋の上からよくもみ込む。
2 鶏肉を平らになるように広げ、保存袋の空気を抜いて口を閉じる。

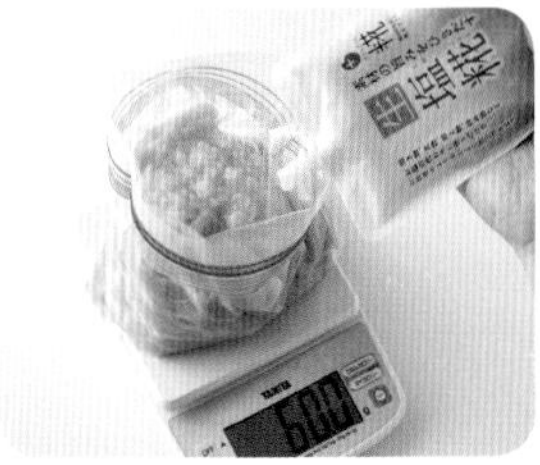

Point

塩こうじを加えるときは、スケールの上で作業すると、計量する手間が省けます。

保存方法	保存袋に入れて密閉して冷蔵。 冷凍の場合、1食分ずつ小分けにして包み、解凍して使う。
保存期間	冷蔵で3～4日間 冷凍で2～3週間

● 1食分 90g

	カルシウム	たんぱく質
100kcal	8mg	16.1g

活用アイデア！

レンジ加熱でサラダチキンにも。

パサつきやすい鶏むね肉が、塩こうじに漬けることで、やわらかくしっとりと仕上がります。塩こうじの分量は鶏肉の重量の10％が目安。鶏ささ身や鶏もも肉でもおいしいです。電子レンジで加熱すれば、手軽にサラダチキンが完成！（P.33の作り方1参照。加熱時間は重量によって調節）サンドイッチの具やサラダのトッピングに便利です。

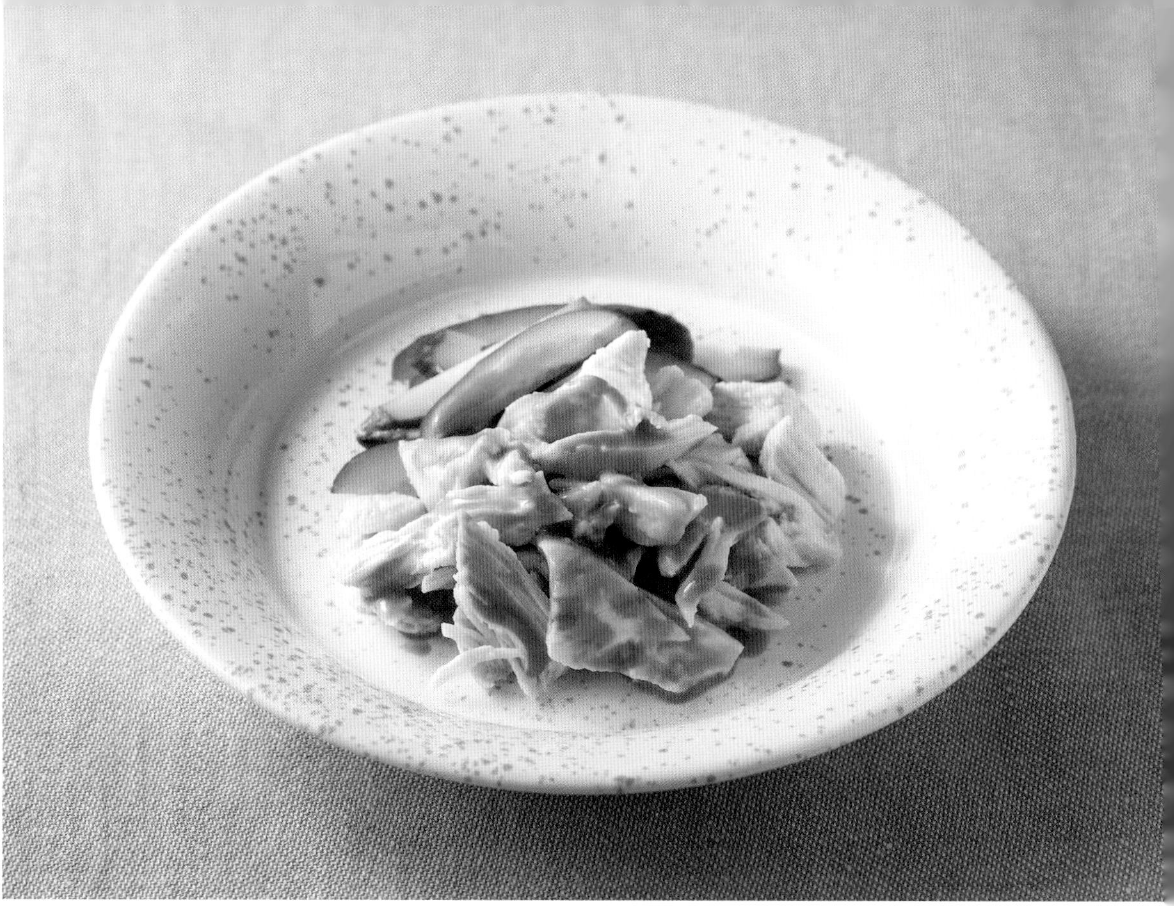

塩こうじ鶏のバンバンジー

レンジ調理で手軽な一品です。
もうちょっとたんぱく質がほしいときに、
副菜として食卓にプラスしてもよいでしょう。

材料（2人分）

ゆる 鶏むね肉の塩こうじ漬け……………………160g
きゅうり……………………………½本（50g）
ⓐ［ねり白ごま、酢……………………各大さじ1
　 砂糖、しょうゆ……………………各大さじ½

［1人分］	カルシウム	たんぱく質
165kcal	68mg	16.7g
［½人分］	カルシウム	たんぱく質
83kcal	34mg	8.3g

作り方

1 耐熱皿に鶏むね肉を重ならないように並べ、ラップをかけ、電子レンジで2分加熱する。あら熱がとれるまでそのままおく。
2 きゅうりは縦半分に切り、5mm厚さの斜め切りにする。ⓐをよく混ぜ合わせる。
3 1を手であらく裂き、器にきゅうりとともに盛りつける。食べる直前にⓐをかける。

Point

ごまだれは少し甘めの味つけに

　ごまだれは、子どもが好きな甘めの味つけにするとモリモリ食が進みます。大人は一味とうがらしやおろしにんにくを加えるのもおすすめです。きゅうりの代わりにスライスしたトマトやゆでたもやしもよく合います。

塩こうじ鶏とゴロゴロ野菜のポトフ

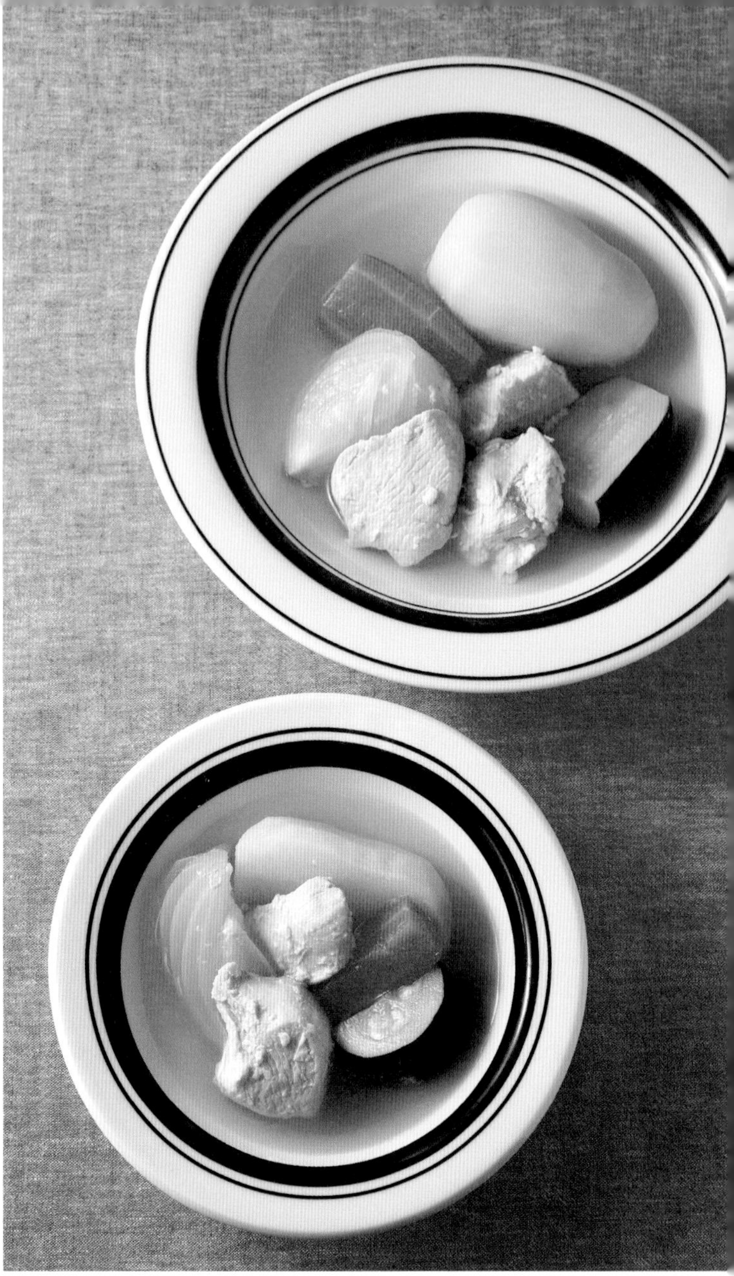

材料をなべに入れたらあとは煮るだけ！
野菜はゴロッと大きめがおいしいですが、
小さめに切ればさらに時短になります。

材料（2人分）

ゆる 鶏むね肉の塩こうじ漬け…………6切れ（180g）
じゃが芋……………………………小2個（160g）
にんじん……………………………大½本（120g）
玉ねぎ…………………………………½個（100g）
ズッキーニ……………………………………5cm
ⓐ
- 水…………………………………2½カップ
- 顆粒ブイヨン★…………………………4g
- ローリエ……………………………………1枚

★「マギー ブイヨン 無添加 アレルギー特定原材料等28品目不使用」（ネスレ日本）を使用。

作り方

1 じゃが芋は皮をむく。にんじん、ズッキーニ、玉ねぎは縦半分に切る。
2 なべにⓐ、1のじゃが芋、にんじん、玉ねぎを入れて中火にかける。煮立ったら弱火にし、野菜がやわらかくなるまで30分煮込む。
3 ズッキーニ、鶏むね肉も加え、さらに10分煮込む。

Point

味つけ不要！ 素材の味わいを楽しんで

鶏肉から塩こうじの塩けとうま味がスープにとけ出すので、調味料は不要。素材の持ち味を楽しめるやさしい味わいで、野菜がたっぷり食べられるのもうれしいところ。

大人は粒マスタードを添えてもおいしいです。

		カルシウム	たんぱく質
［1人分］	189kcal	40mg	18.2g
［½人分］	94kcal	20mg	9.1g

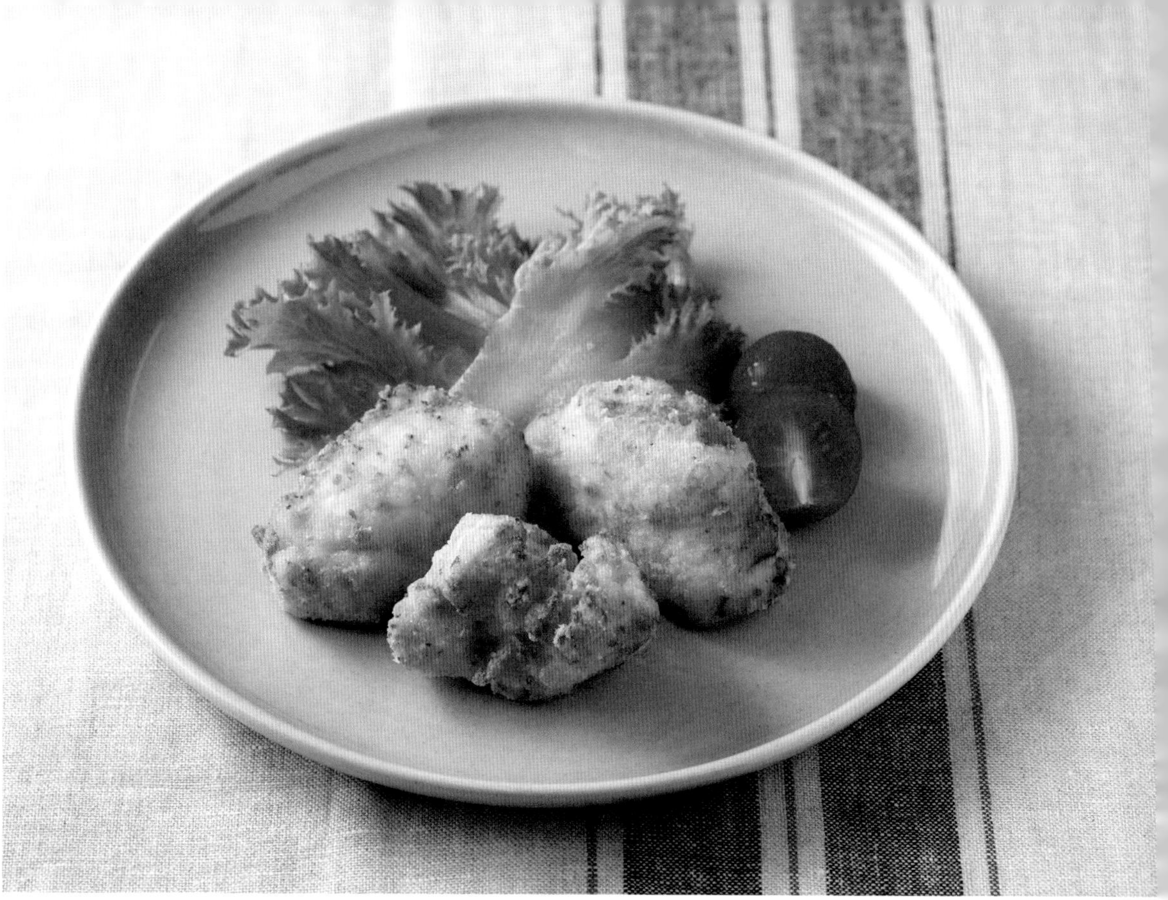

塩こうじ鶏のから揚げ

外はカリッと、中は塩こうじの効果でしっとり！
やさしい味つけでヘルシー。
お弁当のおかずにもぴったりです。

材料（2人分）

ゆる 鶏むね肉の塩こうじ漬け…………6切れ（180g）
ⓐ［米粉★、かたくり粉……………………各大さじ2
揚げ油……………………………………適量
レタス……………………………………2枚
ミニトマト………………………………2個

★「米の粉」（共立食品）を使用。

［1人分］	カルシウム	たんぱく質
216kcal	14mg	16.8g
［½人分］	カルシウム	たんぱく質
108kcal	7mg	8.4g

作り方

1 ボールにⓐを入れて混ぜ、鶏むね肉1切れずつにたっぷりとまぶす。
2 揚げ油を170℃に熱して1を入れ、衣がはがれないように静かに混ぜながら2〜3分揚げ、とり出す。
3 器に2を盛り、レタス、半分に切ったミニトマトを添える。

Point

米粉とかたくり粉の合わせ衣がポイント！

米粉はきめが細かく油を吸いにくいので、揚げ物の衣に使うとカラッと軽く、おせんべいのような風味を味わえます。一方、かたくり粉は、たっぷりつけるとザクザクした食感が味わえます。両方の長所を合わせた衣にしました。

鶏むね肉はパサつきやすいので、衣で水分を閉じ込めるのがしっとり揚げるコツです。

ゆる作りおき 4

一口サケの万能だれ漬け

焼くだけでお弁当のメインおかずにも！

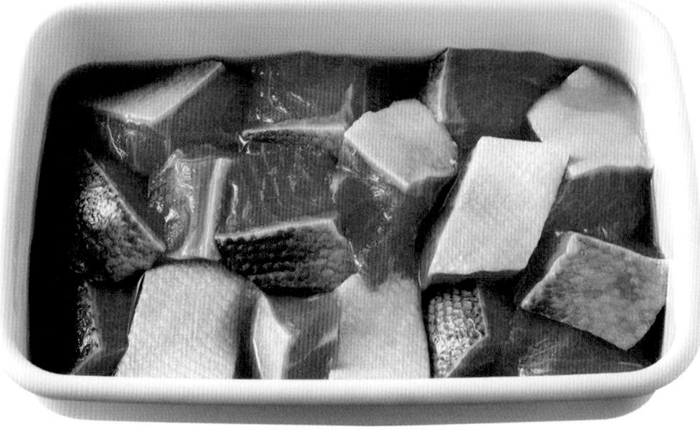

材料（作りやすい分量）

生ザケ………… 3切れ（300g）

【万能だれ】

ⓐ［しょうゆ、酒、みりん …………………各大さじ1

作り方

1 サケはあれば骨を除き、一口大に切る。保存容器に入れ、ⓐを合わせた万能だれを加えて軽く混ぜる。

2 サケができるだけ重ならないようにしてふたをする。

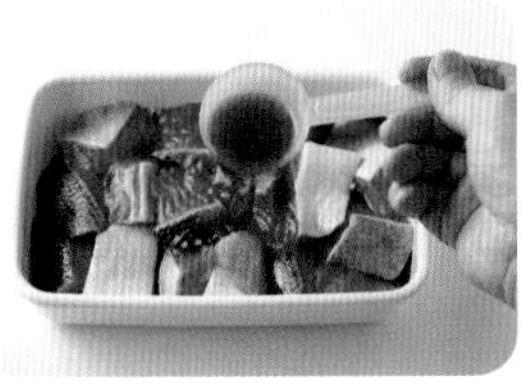

Point

保存容器にサケを入れ、万能だれを加えてからめれば、そのまま保存できる。保存袋でもOK。

保存方法　保存容器か保存袋で冷蔵。

保存期間　冷蔵で2～3日間

● 1食分 80g

106kcal　ビタミンD 24.0μg　たんぱく質 14.4g

活用アイデア！

アレンジ自在の「万能だれ」が便利！

酒1：しょうゆ1：みりん1の割合の万能だれは、和風のいため物や揚げ物、あえ物などに幅広く使える基本の味つけ。みりんが入っているのでまろやかな甘味もあり、子どもも好きな味です。まとめて多めに作ってストックしておくと重宝します。

漬ける魚は、サケのほかに、カジキやブリの切り身でもおいしいです。

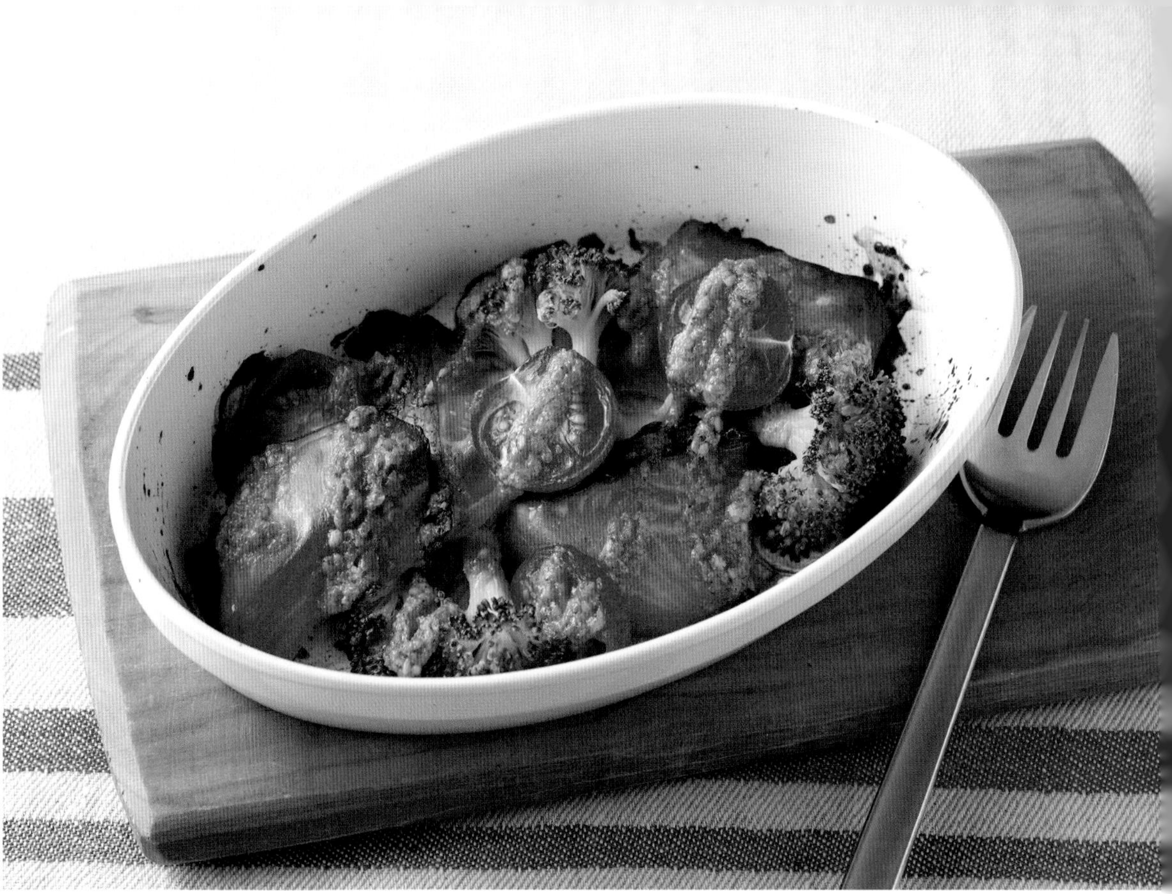

漬けサケとブロッコリーのごまマヨ焼き

コクのあるごま入りのマヨソースで、
ちょっぴり洋風に。
ごはんにもパンにも合う魚料理です。

材料（2人分）

ゆる 一口サケの万能だれ漬け ………… 8切れ（160g）
ブロッコリー……………………………………60g
ミニトマト…………………………… 4個（80g）
ⓐ［すり白ごま、マヨネーズ風調味料★
……………………………………… 各大さじ1

★ 卵不使用のもの。「キユーピーエッグケア」（キユーピー）を使用。

［1人分］	ビタミンD	たんぱく質
178kcal	24.0μg	16.5g
［½人分］	**ビタミンD**	**たんぱく質**
89kcal	12.0μg	8.3g

作り方

1 ブロッコリーは小房に分け、水に5分ほど浸して水けをきる。ミニトマトは半分に切る。
2 グラタン皿2個にサケと1を半量ずつ並べ入れ、オーブントースターで8分焼き、とり出す。
3 ポリ袋にⓐを入れて混ぜ、片端をハサミで少し切り、切り口から2の上に絞りかける。再びオーブントースターで3〜4分焼く。

Point

味の決め手は、こんがり焼いた香ばしさ

オーブントースターで焼くことで、サケの下味に使った万能だれ、ごま入りのマヨソースが香ばしく、コクのあるおかずに変身。パンにもごはんにもよく合います。ブロッコリーの代わりにズッキーニ、グリーンアスパラガス、軽くレンジ加熱したじゃが芋などでアレンジするのも◎。

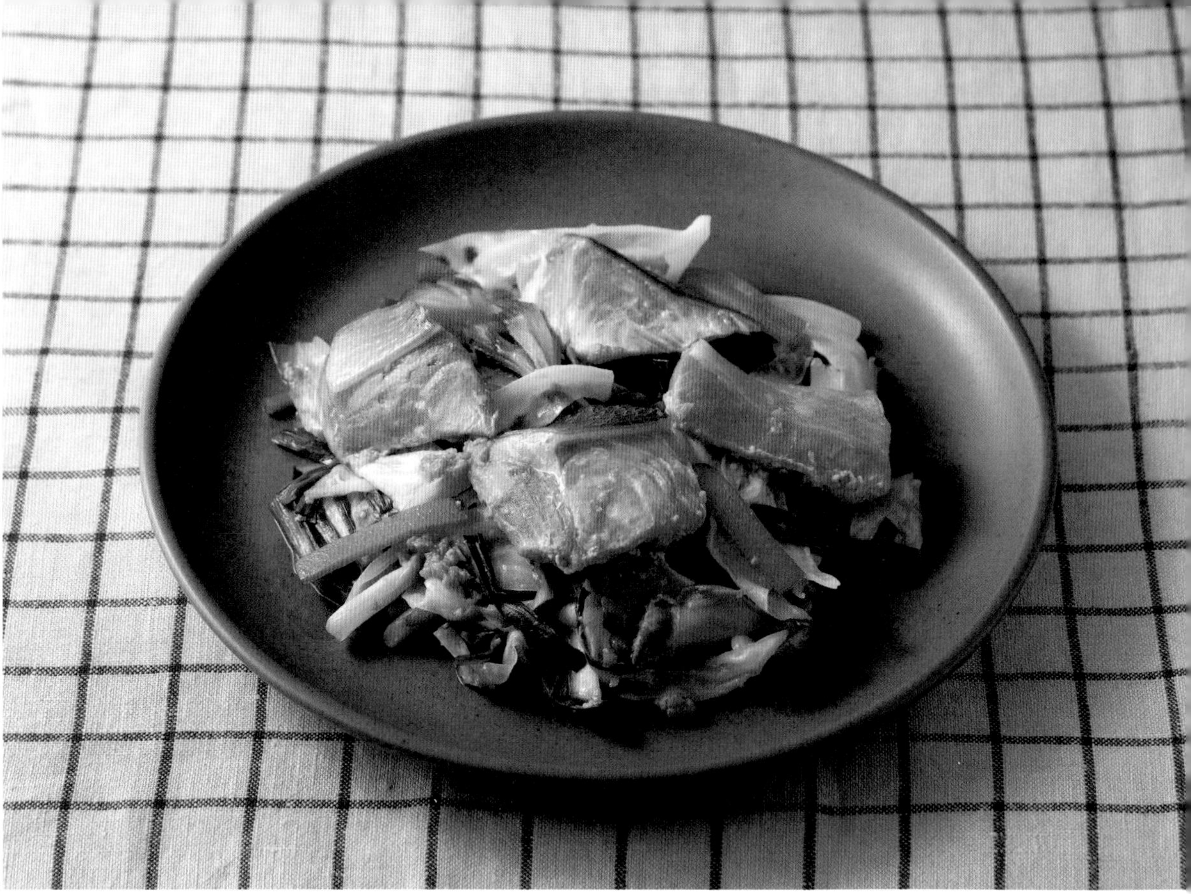

漬けサケとキャベツのちゃんちゃん焼き

たっぷりの野菜とサケを蒸し焼きにして、
みそだれをからめていただきます。
ごはんの進むおかずです。

材料（2人分）

- ゆる 一口サケの万能だれ漬け……………8切れ（160g）
- キャベツ……………………………………200g
- にんじん……………………………⅓本（50g）
- にら……………………………………⅓束（30g）
- まいたけ……………………………⅓パック（30g）
- ⓐ
  - みそ………………………………大さじ1½
  - 酒…………………………………………大さじ2
  - おろししょうが………………½かけ分（5g）
- サラダ油…………………………………小さじ2

		ビタミンD	たんぱく質
［1人分］	197kcal	24.7μg	17.4g
［½人分］	98kcal	12.4μg	8.7g

作り方

1. キャベツは一口大に切り、にんじんは4cm長さの短冊切りにする。にらは4cm長さに切り、まいたけは小房に分ける。
2. フライパンに油を中火で熱し、**1**を入れていためる。野菜がしんなりとなったら、混ぜ合わせたⓐを加えてひと混ぜし、平らに広げる。
3. 野菜の上にサケを重ならないようにのせてふたをし、弱めの中火で5〜6分蒸し焼きにする。

Point

蒸し焼きで、野菜がたっぷり食べられる

　サケとまいたけからビタミンDがしっかりとれます。下味のついたサケと、みそ、野菜のうま味が合わさって、味わい深い一品に仕上がります。野菜のかさが減ってたっぷり食べられるのもうれしいところ。大人は食べるときに一味とうがらしをふってピリ辛にするのもおすすめです。

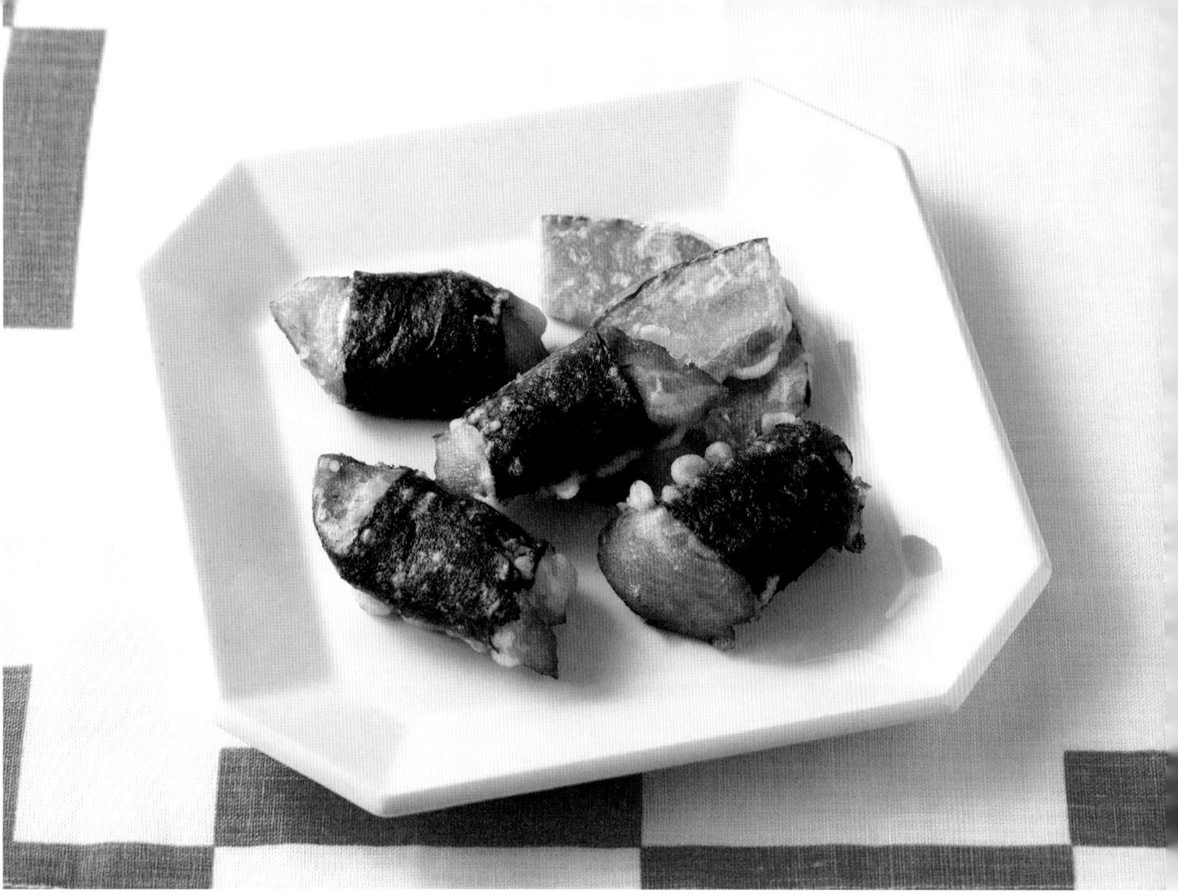

漬けサケのり巻きの米粉揚げ

米粉の衣でカラリとした揚げ物にアレンジ。
のりの風味と油で揚げた香ばしさで、
魚が苦手でもパクパク食べられそう。

材料（2人分）

ゆる 一口サケの万能だれ漬け…………8切れ（160g）
焼きのり…………………………全形½枚
かぼちゃ…………………………50g
ⓐ［米粉★…………………………大さじ5
　 水………………………………大さじ3
揚げ油……………………………適量

★「米の粉」（共立食品）を使用。

［1人分］	ビタミンD	たんぱく質
325kcal	24.0μg	16.1g
［½人分］	ビタミンD	たんぱく質
163kcal	12.0μg	8.0g

作り方

1 のりは8等分の帯状に切る。かぼちゃは5mm厚さに切る。ボールにⓐを入れて混ぜ、衣を作る。
2 揚げ油を180℃に熱し、1の衣をからめたかぼちゃを入れて2～3分揚げ、バットなどにとり出す。
3 サケにのりを1枚ずつ巻き、1の衣をからめる。180℃に熱した揚げ油で2～3分カラリと揚げる。

Point

米粉の衣はカラリと揚がって食感がGood!

米粉を使った衣は、水と混ぜるだけで手軽に作れるうえに、薄づきでカラリとおいしく揚がります。米粉の種類によって、粉の吸水量が違うので、水の量は様子を見て加減してください。天ぷらを作るときの衣のかたさと同じくらいになればOKです。

ゆる 作りおき 5

サバ缶フレーク

缶汁の栄養も、
まるごとぜーんぶ
いただきます！

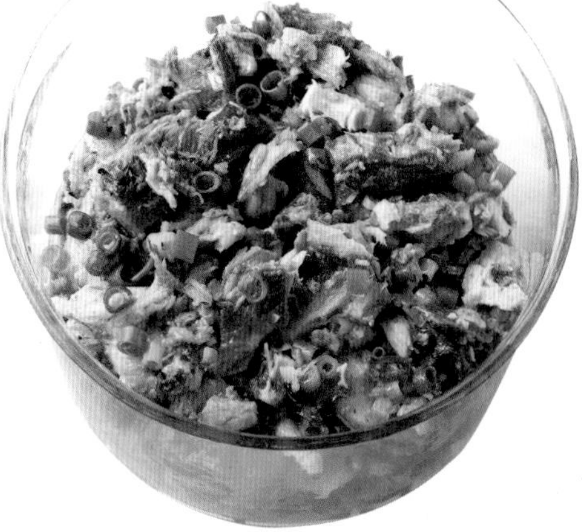

材料（作りやすい分量）

サバ水煮缶……… 2缶（380g）
小ねぎ（小口切り）
…………5～6本（20g）

作り方

1 サバ缶は缶汁ごとフライパンに入れてあらくほぐす。中火にかけ、汁けをとばしながらフレーク状になるまでいりつける。
2 あら熱をとり、小ねぎを加えて混ぜる。

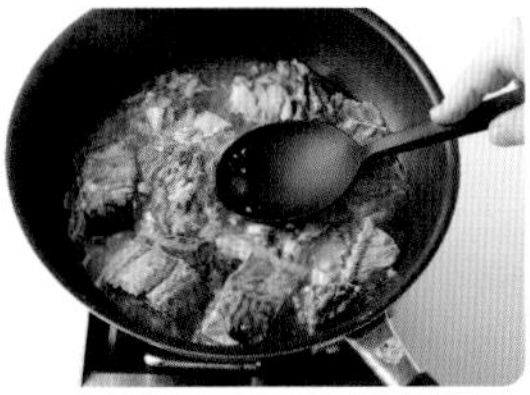

Point

缶汁が多く感じますが、しっかり加熱して水分をとばせばフレーク状になります。

保存方法	保存容器や保存袋に入れ、密閉して冷蔵。
保存期間	冷蔵で3～4日間

● 1食分 45g

	カルシウム	ビタミンD
83kcal	126mg	5.2μg

活用アイデア！

濃厚なうま味と栄養素が凝縮。
のっけて、あえて、使いやすさ抜群！

サバ缶を缶汁ごといりつけたフレークは、缶汁にとけ出したDHAやEPAなどの不飽和脂肪酸、ビタミンDなどの栄養素が凝縮しています。しっかりと肉に負けないうま味があるので、食べごたえ抜群。ゆでた青菜とサバフレークをごはんにのせたどんぶりや、マヨネーズであえて米粉パンではさんだサンドイッチは子どもにも人気です。

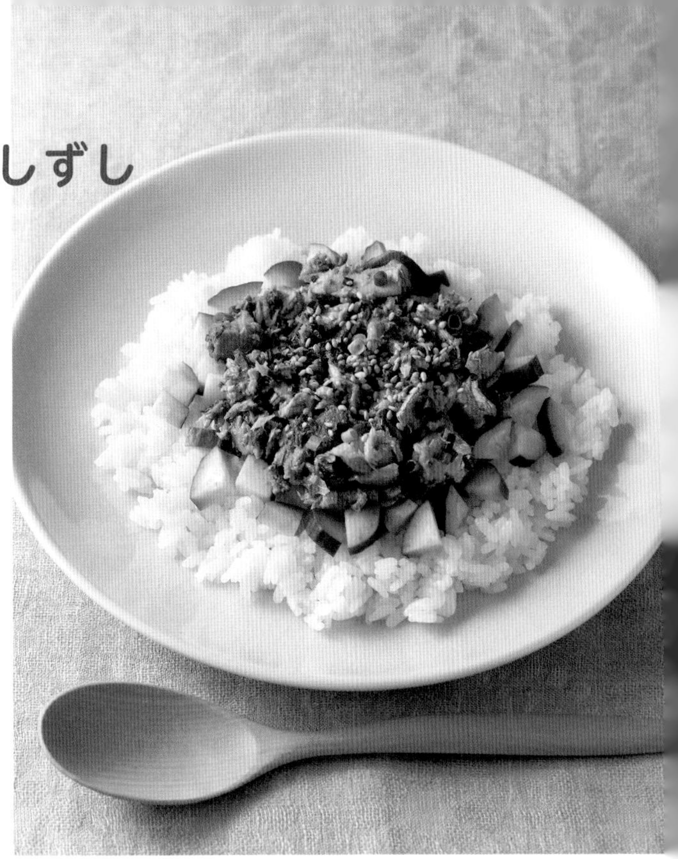

サバ缶フレークのちらしずし

ササッと作れて、お昼ごはんにも最適！

材料（2人分）

ゆる サバ缶フレーク……………………………90g
きゅうり……………………………………1本（100g）
温かいごはん……………………茶わん2杯分（360g）
すし酢（市販品）★………………………大さじ2
いり白ごま……………………………………小さじ1

★「すし酢 昆布だし入り」（ミツカン）を使用。

作り方

1 きゅうりは細かく刻む。ボールにごはんを入れ、すし酢を加えて混ぜる。
2 器に**1**の酢めしを平らに盛り、きゅうり、サバ缶フレークの順にのせ、ごまをふる。

［1人分］	カルシウム	ビタミンD
401kcal	157mg	5.2µg
［½人分］	カルシウム	ビタミンD
200kcal	78mg	2.6µg

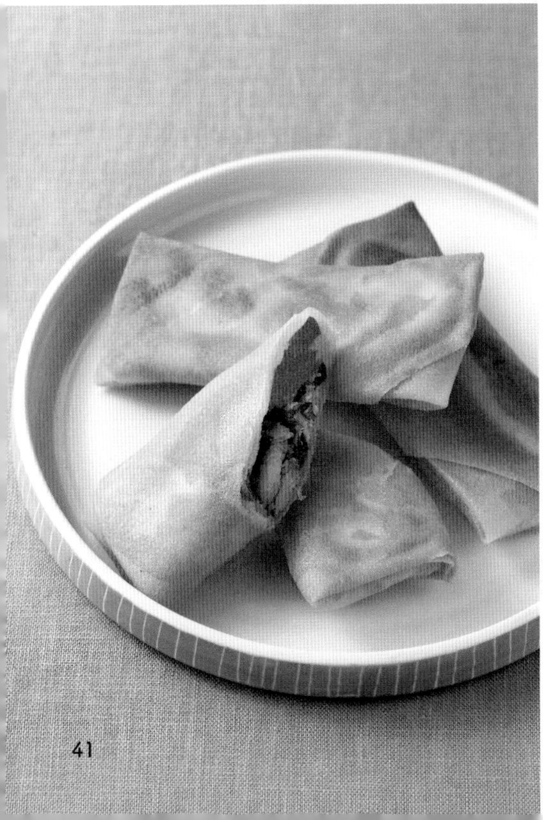

サバ缶フレークの春巻き

平たく包むことで、少ない油で揚げ焼きできて手軽です。

材料（2人分）

ゆる サバ缶フレーク…………80g
米粉春巻きの皮★1………4枚
赤パプリカ………………50g
［米粉★2、水……各小さじ1
サラダ油…………………適量

★1 小麦不使用のもの。「お米の皮 春巻用」（井辻食産）を使用。
★2「米の粉」（共立食品）を使用。

［1人分］	カルシウム	ビタミンD
253kcal	116mg	4.6µg
［½人分］	カルシウム	ビタミンD
126kcal	58mg	2.3µg

作り方

1 パプリカはせん切りにする。
2 春巻きの皮1枚は角を手前にして置き、中央より手前寄りにサバ缶フレークと**1**を¼量ずつ横長に平らにのせる。手前と両端を折りたたんでから、手前からパタンと折りたたみ、向こう側の角に水どき米粉をつけてとめる。同様に計4本作る。
3 フライパンに油を深さ1cmほど入れて170℃に熱し、**2**を並べ入れる。ときどき裏返しながら、こんがりとした色になるまで揚げ焼きする。

ゆる 作りおき 6

凍り豆腐のだしもどし

カルシウムが
とりたいときの
強い味方！

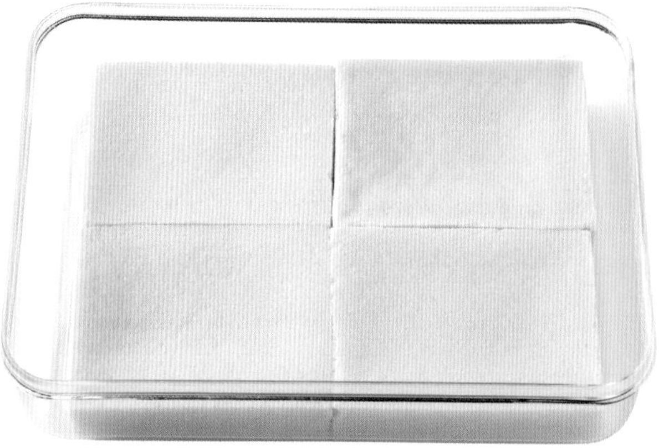

材料（作りやすい分量）

凍り豆腐……………………4枚

ⓐ
- だし（50℃程度のもの）……………………700mL
- 塩…………………小さじ½

作り方

1 保存容器にⓐを入れて塩をとかし、凍り豆腐を入れて10秒おき、裏返す。

2 しばらくおいて、芯まで完全にもどす。

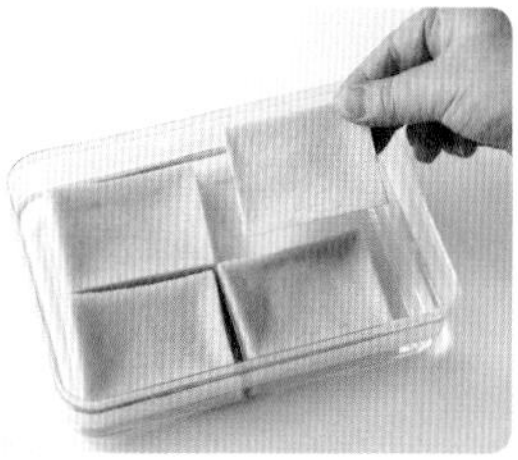

Point

今回のレシピは、凍り豆腐がだしをすべて吸うくらいの分量に調整してあります。凍り豆腐を入れて裏返すのが、中心までふっくらもどすポイントです。

保存方法 保存容器に入れ、ふたをして冷蔵。

保存期間 冷蔵で2〜3日間

● 1枚分

	カルシウム	たんぱく質
83kcal	106mg	8.3g

活用アイデア！

だし汁でもどすからほんのり下味がつき、幅広い料理にアレンジ可能。

凍り豆腐は、塩を加えただしに浸すだけで、煮含めたように中まで味がしみ込みます。だしが熱いと、凍り豆腐がとけたりやわらかくなりすぎたりするので、50℃くらいにさましたものを使うのがコツ。味にくせがないので、和風の煮物のほかにも、洋風のトマト煮、中国風のいため物、照り焼き、なべ物と、幅広く使えます。

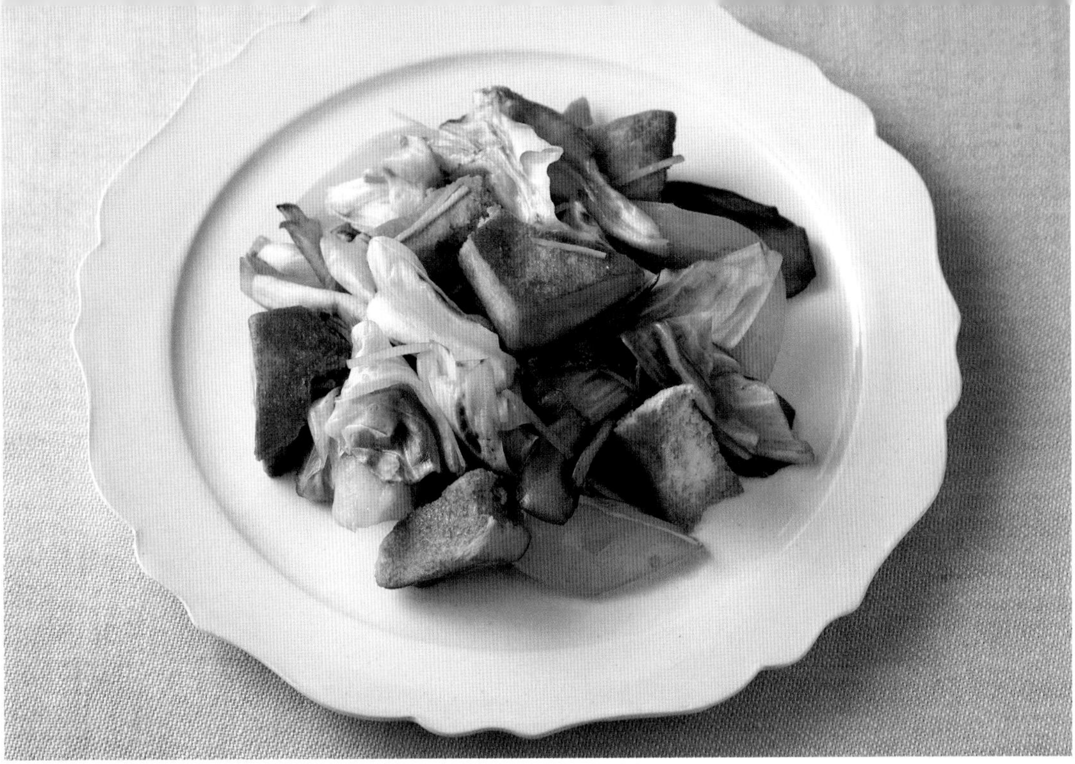

凍り豆腐といろいろ野菜のオイスターソースいため

ふっくらもどした凍り豆腐は、主菜にも◎
野菜もたっぷりで栄養バランス抜群です。

材料（2人分）

ゆる 凍り豆腐のだしもどし……………………… 1½枚
キャベツ ……………………………………… 150g
黄パプリカ…………………………………… 60g
まいたけ………………………… ½パック（50g）
しょうが …………………………… ½かけ（5g）
ごま油 ……………………………………小さじ2
ⓐ［オイスターソース★1、水………… 各大さじ1
　 めんつゆ（3倍濃縮タイプ）★2……… 小さじ1

★1「化学調味料無添加のオイスターソース（国産カキエキス使用）」（ユウキ食品）を使用。
★2「四穀つゆ」（にんべん）を使用。

［1人分］	カルシウム	たんぱく質
140kcal	117mg	8.0g
［½人分］	カルシウム	たんぱく質
70kcal	58mg	4.0g

作り方

1 凍り豆腐は手ではさんで水けを軽く絞り、一口大にちぎる。
2 キャベツは一口大に切り、パプリカは乱切り、しょうがはせん切りにする。まいたけは大きめに裂く。
3 フライパンにごま油を中火で熱し、1を入れ、動かさずに焼いて全体に焼き色をつけ、端に寄せる。
4 2を加えてさっといため、混ぜ合わせたⓐをまわし入れてふたをし、蒸しいためにする。野菜がやわらかくなったらふたをとり、水分をとばしながらいため合わせる。

Point

凍り豆腐は切らずにちぎると食べごたえアップ

凍り豆腐は手でちぎると、お肉のような食べごたえ。味もさらにしみ込みやすくなります。こんがり焼き色をつけることで香ばしさが加わってよりおいしくなるので、あまり動かさずにしっかり焼き色をつけるのもポイント。

凍り豆腐とたっぷり野菜の豆乳みそなべ

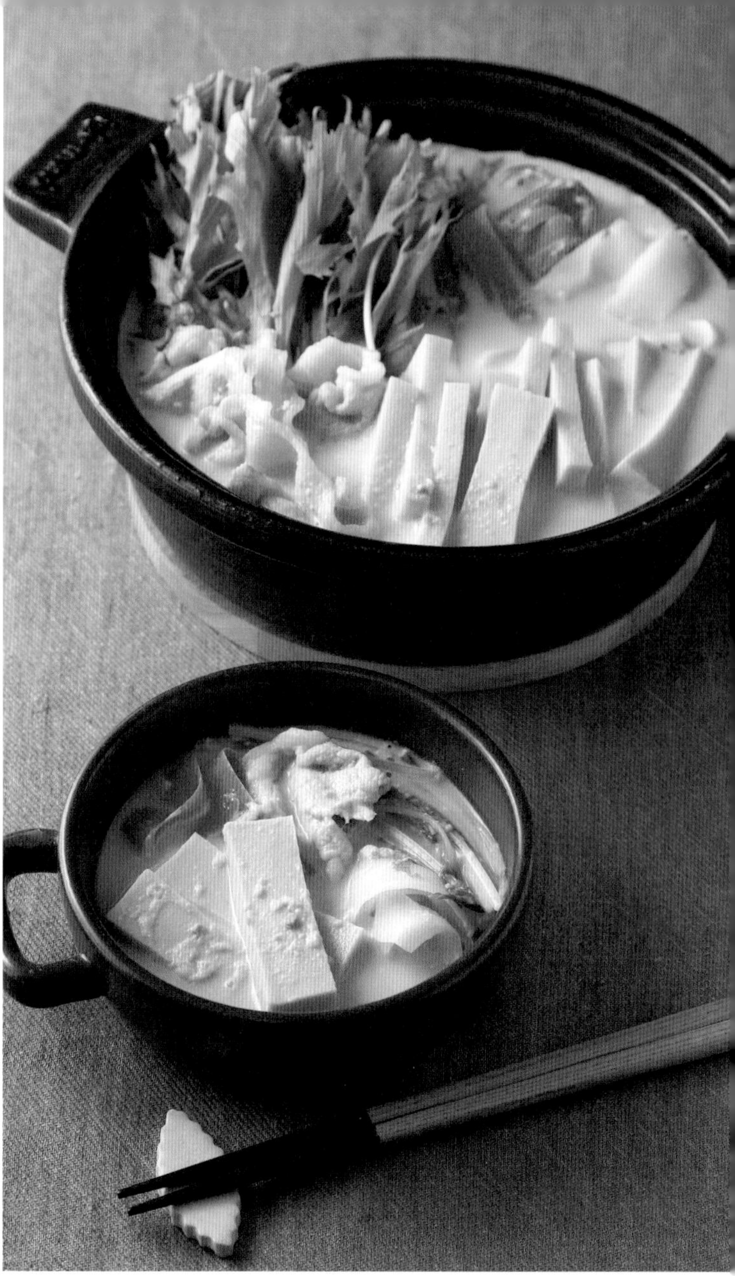

みそ味の豆乳がまろやかで体がぽかぽかに。
栄養たっぷりの煮汁も召し上がれ！

材料（2人分）

- ゆる　凍り豆腐のだしもどし……2枚
- 豚しゃぶしゃぶ用肉……8枚（200g）
- 水菜……½束（120g）
- 大根……10cm（80g）
- にんじん……10cm（40g）
- ⓐ
  - 無調整豆乳……3カップ
  - 水……1½カップ
  - みそ……大さじ2½

作り方

1. 凍り豆腐は手ではさんで水けを軽く絞り、5mm厚さの短冊切りにする。水菜は10cm長さに切り、大根、にんじんはピーラーで薄切りにする。
2. なべにⓐを入れてみそをとかし、中火にかけ、**1**の凍り豆腐を加えて5分煮る。豚肉を加えてさっと火を通し、水菜、大根、にんじんを加えて好みのかたさになるまで煮る。

		カルシウム	たんぱく質
［1人分］	494kcal	304mg	37.0g
［½人分］	247kcal	152mg	18.5g

Point

時間がない日、寒い日のお助けおかず。
シメまで栄養たっぷり！

食卓で煮ながら食べるなべ物は、忙しいときに大助かり。根菜はピーラーで薄切りにすると早く火が通り、子どもでも食べやすくなります。大人はポン酢しょうゆをつけてもおいしいです。なべのシメは、ごはんを入れて雑炊にしたり、小麦不使用のめんを入れたりして、栄養豊富な煮汁ごといただきましょう。

肉巻き凍り豆腐の煮干し粉照り焼き

仕上げに煮干し粉をたっぷりかけて、カルシウム、ビタミン D をプラス！ うま味もアップします。

材料（2人分）

- ゆる 凍り豆腐のだしもどし……………………1枚
- 豚バラ薄切り肉…………………………8枚（200g）
- グリーンアスパラガス…………………2本（40g）
- ⓐ しょうゆ、酒、みりん＊……………各小さじ1
- ⓐ 砂糖……………………………………小さじ1
- 煮干し粉………………………………小さじ2
- サラダ油………………………………小さじ1

＊ P.36で紹介した「万能だれ」大さじ1を使ってもよい。

Point

仕上げに煮干し粉をひとふり！

いため物や焼き物など、いろいろな料理の仕上げに、煮干し粉（P.81参照）をササッとふって、手軽にカルシウムとビタミンDをアップ！ うま味が加わり、味わいも深まります。

作り方

1. 凍り豆腐は手ではさんで水けを軽く絞り、厚みを半分に切り、24本の棒状に切る。アスパラガスは根元を落として下のかたい皮をむき、4cm長さに切る。
2. 凍り豆腐を3本1組にして、豚肉1枚で端からしっかり巻く。同様に計8個作る。
3. フライパンに油を中火で熱し、**2**の巻き終わりを下にして並べ、転がしながら豚肉に火が通るまで焼く。途中、**1**のアスパラガスを加えていっしょに焼く。
4. 火を消し、混ぜ合わせたⓐをまわし入れて、再び中火にかけ、たれを煮つめながらからめる。器に盛り、煮干し粉をふる。

		カルシウム	たんぱく質
［1人分］	447kcal	104mg	18.6g
［½人分］	223kcal	52mg	9.3g

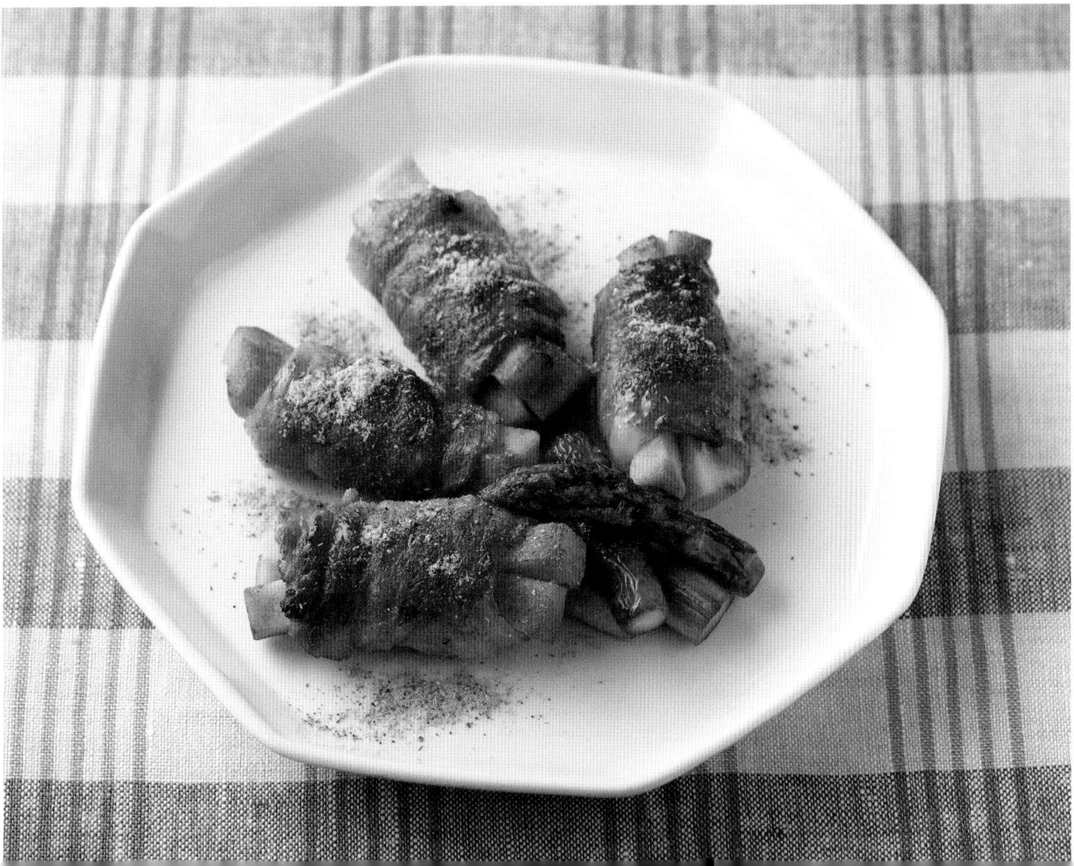

ゆる 作りおき

7

切り干し大根のもどし

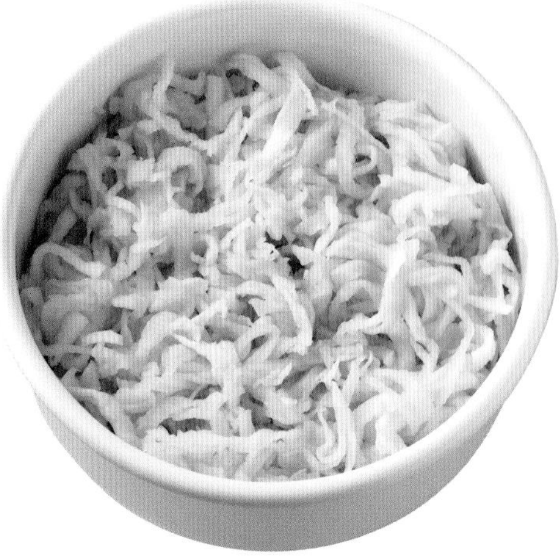

まとめてもどし、
ちょこちょこ食べて
カルシウム補給！

材料（作りやすい分量）

切り干し大根…………乾40g

作り方

1 水を張ったボールに切り干し大根を入れてさっと洗い、水をとりかえて1〜2分もみ洗いする。水洗いして水けを絞る。
2 たっぷりの新しい水に30分つけてもどす。
3 ざるにあげ、しっかり水けを絞る。

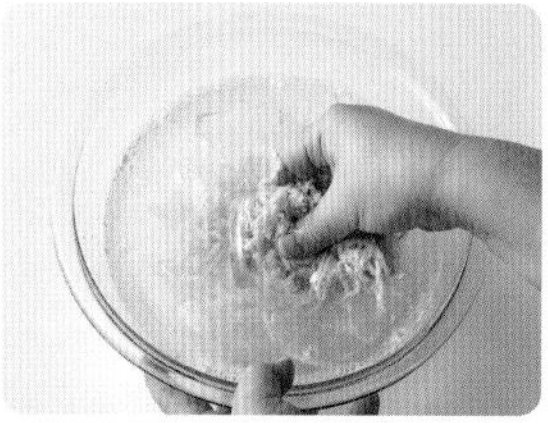

Point

切り干し大根は、もどす前にもみ洗いするのがポイント。保存してもにおいが気になりません。

保存方法	保存容器や保存袋に入れ、密閉して冷蔵。
保存期間	冷蔵で2〜3日間

● 1食分50g

	カルシウム	鉄
37kcal	67mg	0.4mg

活用アイデア！

もみ洗いでにおいをシャットダウン。
もどしておけば時短で便利。

切り干し大根は、まとめて水でやわらかくもどしておくと、すぐに使えて重宝します。保存している間に特有のにおいが出ないように、もどす前にしっかりともみ洗いしておきます。

やさしい甘味があるので、煮物だけでなく、野菜感覚でいため物に使うのもおすすめです。

切り干しナポリタン

切り干し大根のやさしい甘さが子どもに人気！

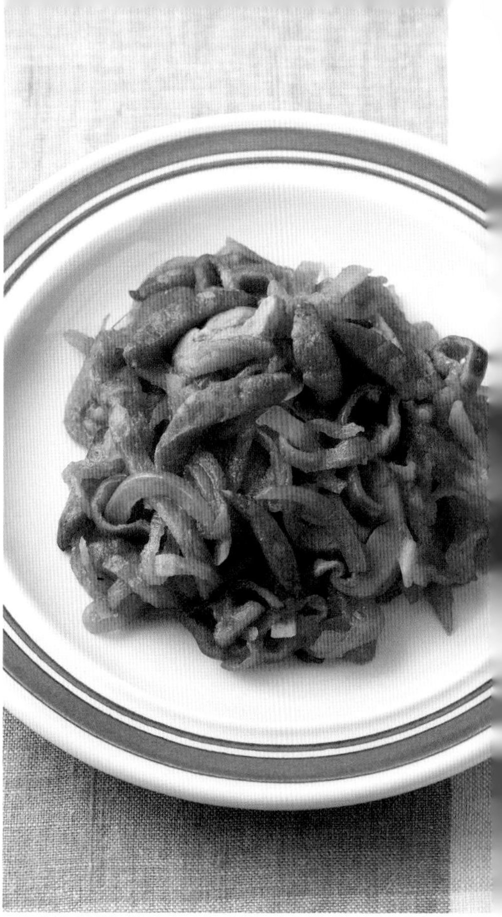

材料（2人分）

- ゆる 切り干し大根のもどし…100g
- 玉ねぎ …………¼個(50g)
- ウインナソーセージ★1…3本(40g)
- ピーマン …………1個(30g)
- マッシュルーム（水煮）…20g
- オリーブ油…………小さじ2
- ⓐ
  - 水 ………………150mL
  - トマトケチャップ……大さじ1½
  - ウスターソース★2…大さじ1
  - みりん …………小さじ1

★1「みんなの食卓® 小さなシャウエッセン」（日本ハム）を使用。
★2「ブルドック ウスターソース」（ブルドックソース）を使用。

［1人分］	カルシウム	鉄
176kcal	78mg	0.9mg

［½人分］	カルシウム	鉄
88kcal	39mg	0.5mg

作り方

1 切り干し大根はざく切り、玉ねぎは薄切り、ソーセージは斜め薄切り、ピーマンは半月切りにする。

2 フライパンにオリーブ油を中火で熱し、切り干し大根を入れていため、熱くなったら玉ねぎ、ソーセージを加えてさっといためる。ⓐを加え、弱めの中火で切り干し大根がやわらかくなるまで10分煮る。

3 水分が少なくなったら、ピーマン、マッシュルームを加えて2～3分煮て、水分をとばす。

切り干し大根もち

カリカリ、もっちり、香ばしくて箸《はし》が止まらない！

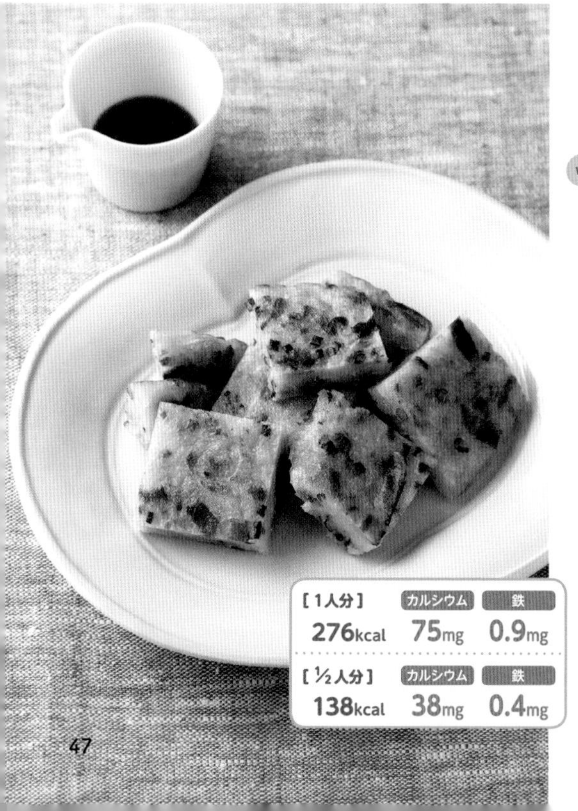

材料（2人分）

- ゆる 切り干し大根のもどし…100g
- ⓐ
  - 干ししいたけ（スライス）…5g
  - 顆粒鶏がらだし★1…小さじ½
  - 水 ………………1カップ
- ⓑ
  - 米粉★2………………50g
  - かたくり粉…………30g
  - ベーコン★3（細切り）…30g
  - 小ねぎ（小口切り）…2～3本(10g)
  - 水 ………………60mL
- サラダ油…………大さじ1
- 酢じょうゆ（しょうゆ大さじ1+酢小さじ2）

★1「丸鶏がらスープ」（味の素㈱）を使用。
★2「米の粉」（共立食品）を使用。
★3「みんなの食卓® 上級ハーフベーコン」（日本ハム）を使用。

［1人分］	カルシウム	鉄
276kcal	75mg	0.9mg

［½人分］	カルシウム	鉄
138kcal	38mg	0.4mg

作り方

1 切り干し大根はざく切りにし、ⓐとともになべに入れ、やわらかくなるまで中火で10分煮て、火を強めて汁けをとばす。

2 ボールにⓑを入れて混ぜ、**1**を加えてよく混ぜる。

3 直径20cmのフライパンに油を中火で熱し、**2**を平らに流し入れ、弱めの中火で両面を5分ずつ焼く。

4 こんがりと焼けたら、あら熱をとって食べやすい大きさに切り、器に盛る。酢じょうゆを添える。

ゆる 作りおき 8

ゆでひじき

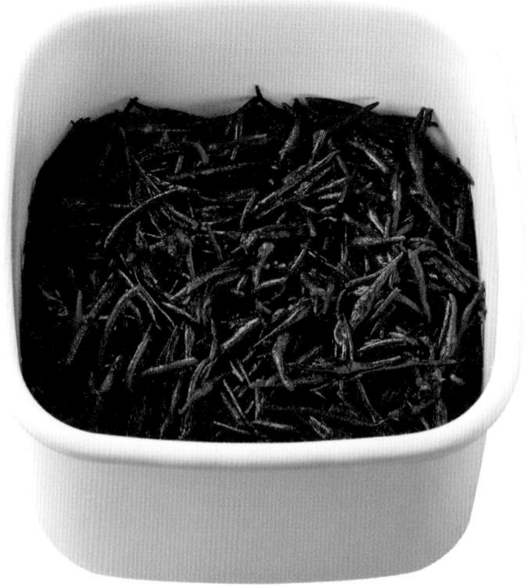

いため物などに
少量加えるだけで
カルシウムアップ！

材料（作りやすい分量）

干しひじき…………… 乾15g
（写真は芽ひじき）

作り方

1 ひじきはたっぷりの水に10分つけてもどし、ざるにあげ、水けをきる。
2 なべにたっぷりの湯を沸かし、**1**を入れて10秒ほどゆで、ざるにあげて湯をきり、あら熱をとる。

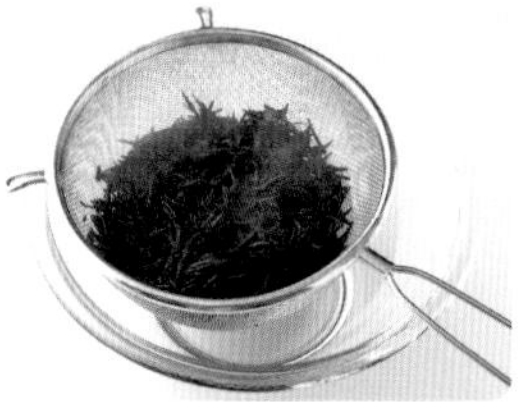

Point

ゆであがったひじきは、ざるに上げてしっかり水けをきり、水分を除くのが保存のポイントです。

保存方法 保存容器や保存袋に入れ、密閉して冷蔵。

保存期間 冷蔵で3～4日間

● **1食分60g**

	カルシウム	鉄
14kcal	75mg	0.5mg

活用アイデア！

サッとゆでてあるから、すぐに使える！
定番の煮物以外にもアレンジ自在。

ひじきは水でもどしてからさっとゆでておくと、ほどよく磯臭さが抜けて、子どもでも食べやすくなります。本書のレシピでは芽ひじきを使っていますが、長ひじきでも同様に作れます。

和風の料理だけでなく、パスタやサラダ、いため物にするのもおすすめです。

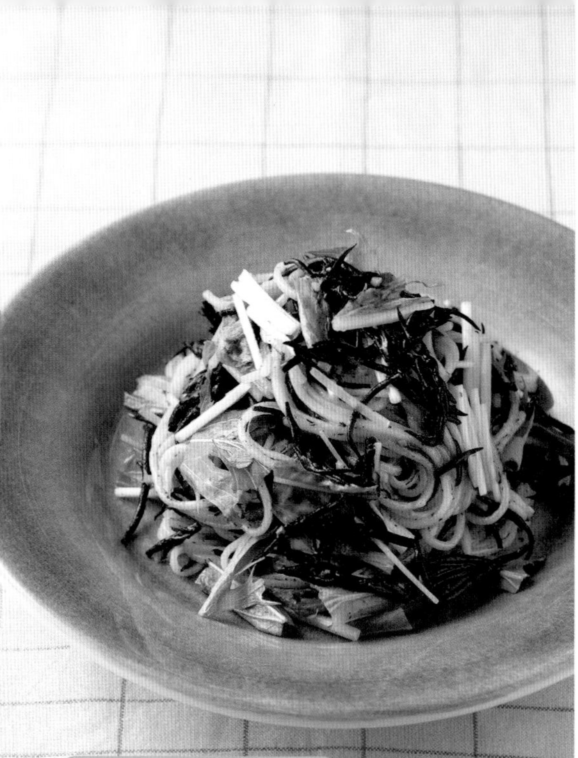

【1人分】	カルシウム	鉄
357kcal	116mg	2.0mg
【½人分】	カルシウム	鉄
179kcal	58mg	1.0mg

ひじきのペペロンチーノ

パスタにすれば、子どももペロッと食べられる！

材料（2人分）

スパゲティ（小麦不使用のもの）★……160g
ゆる ゆでひじき……120g
水菜……20g
にんにく（みじん切り）……½かけ分（5g）
パセリ（みじん切り）……大さじ1
塩……小さじ⅔
オリーブ油……大さじ1

★「三穀deパスタ」（創健社）を使用。

作り方

1 水菜は3cm長さに切る。スパゲティを袋の表示通りにゆで、ざるにあげて湯をきる。さっと水洗いし、水けをきる。
2 フライパンにオリーブ油、にんにくを入れて中火にかけ、香りが立ったらひじきを加え、熱くなるまでいためる。
3 スパゲティ、塩、湯50mL（分量外）を加えてよく混ぜ、水菜、パセリを加えてさっと混ぜる。

ひじきと納豆の油揚げ焼き

「中身は何かな？」の声かけでワクワク感がアップ。

【1人分】	カルシウム	鉄
163kcal	189mg	2.0mg
【½人分】	カルシウム	鉄
81kcal	95mg	1.0mg

材料（2人分）

油揚げ……2枚
ⓐ
ゆる ゆでひじき……30g
納豆……1パック（50g）
サクラエビ……6g
小ねぎ（小口切り）……1〜2本（5g）
めんつゆ（3倍濃縮タイプ）★……大さじ½
青じそ……4枚

★「四穀つゆ」（にんべん）を使用。

作り方

1 油揚げはキッチンペーパーで押さえて油抜きをし、半分に切って袋状に開く。
2 ボールにⓐを入れてよく混ぜ、1に¼量ずつ詰め、平らにならす。
3 オーブントースターの天板に並べ、焼き色がつくまで5〜6分焼く。青じそを敷いた器に盛る。

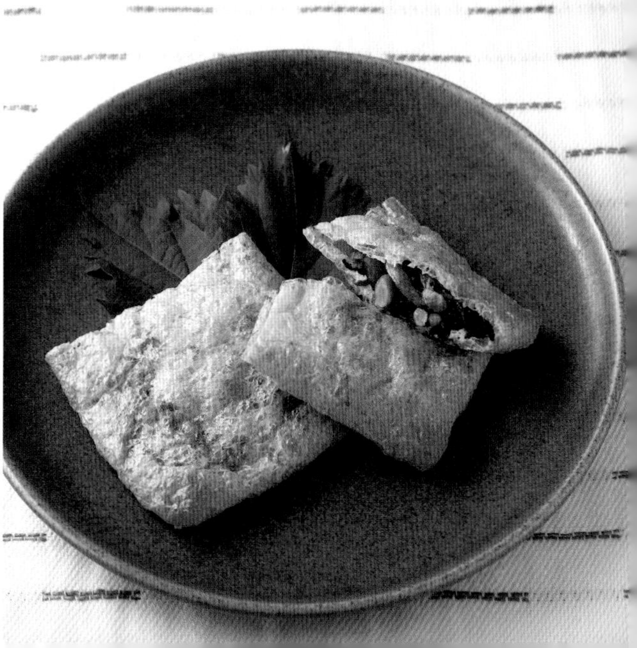

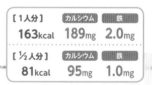

ゆる 作りおき 9

きくらげのもどし

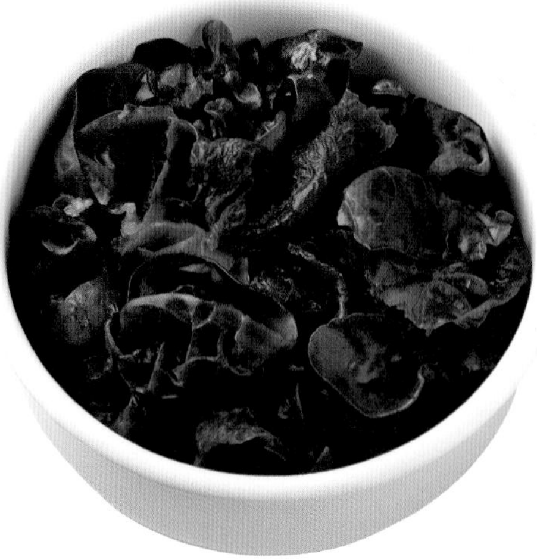

ビタミンDのほか
鉄やカルシウムも
豊富な食材！

材料（作りやすい分量）

乾燥きくらげ………… 乾15g

作り方

1 きくらげはたっぷりの水に30分つけてもどす。
2 水を足し、再びたっぷりの水の中でもみ洗いする。水洗いして、水けをしっかり絞る。

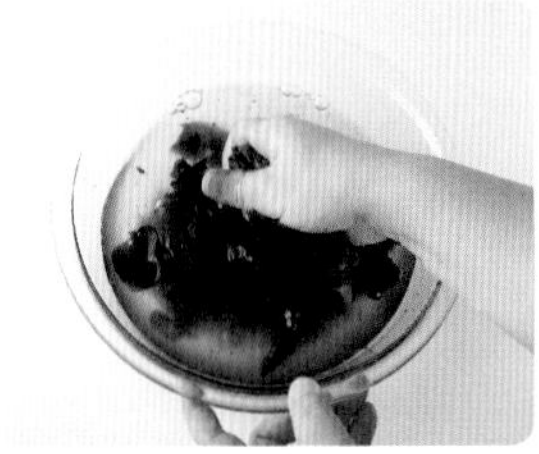

Point

きくらげはもみ洗いをして汚れとにおいをとります。保存のさいには水けをしっかり絞るのがポイントです。

保存方法	保存容器や保存袋に入れ、密閉して冷蔵。
保存期間	冷蔵で3～4日間

● 1食分 30g

	鉄	ビタミンD
10kcal	1.5mg	3.8μg

活用アイデア！

水でもどしてもみ洗いして、おいしさアップ！
歯ざわりを料理のアクセントに。

　きくらげはぬるま湯でもどすと、もどし時間を短縮できますが、うま味成分が流れ出てしまうので、水でもどすのがおすすめです。商品によって、汚れやにおいが気になるものもあるので、よくもみ洗いするのがコツ。

　いため物、煮物のほか、あえ物、刻んで肉団子に混ぜると歯ざわりがよく、おいしく食べられます。

きくらげと牛肉の中国風いため

こんがり香ばしい牛肉にプリプリきくらげがアクセント。

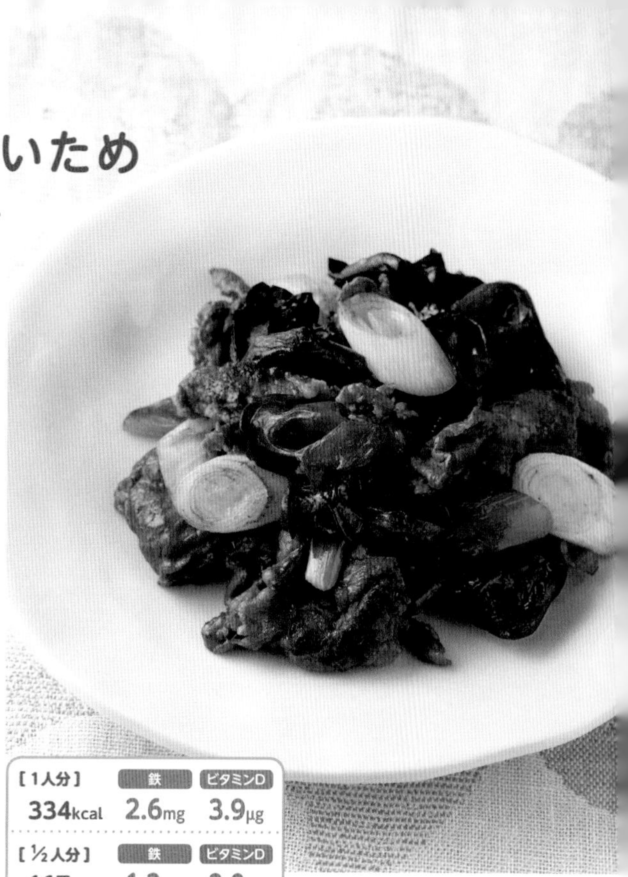

材料（2人分）

- 牛切り落とし肉……180g
- かたくり粉……小さじ1
- ゆる きくらげのもどし……60g
- 長ねぎ……½本（50g）
- ⓐ
  - オイスターソース★……小さじ2
  - しょうゆ……小さじ1
  - こしょう……少量
- ごま油……小さじ2

★「化学調味料無添加のオイスターソース（国産カキエキス使用）」（ユウキ食品）を使用。

作り方

1. きくらげは一口大にちぎり、あれば石づきを除く。長ねぎは1cm厚さの斜め切りにする。
2. 牛肉は一口大に切り、かたくり粉をまぶす。
3. フライパンにごま油を中火で熱し、**2**の牛肉を入れていため、焼き色がついたら端に寄せ、**1**を加えていためる。熱くなったら全体を混ぜ、合わせたⓐをまわし入れてさっといため合わせる。

		鉄	ビタミンD
【1人分】	334kcal	2.6mg	3.9μg
【½人分】	167kcal	1.3mg	2.0μg

きくらげきんぴら

ふりかけ感覚のごはんのお供。おにぎりにも◎

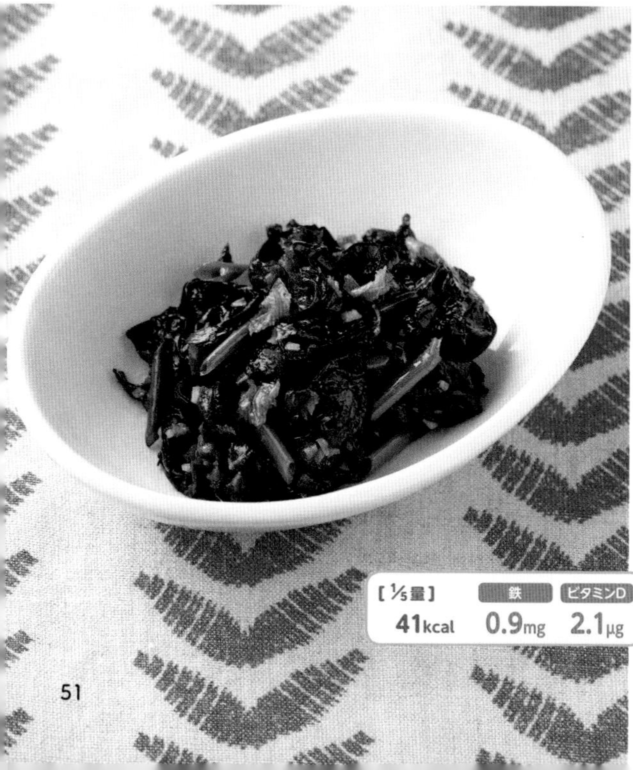

材料（作りやすい分量）

- ゆる きくらげのもどし……80g
- しょうが（みじん切り）……½かけ分（5g）
- サラダ油……大さじ1
- ⓐ
  - 削りガツオ……1パック（2.5g）
  - めんつゆ（3倍濃縮タイプ）★……大さじ2
  - みりん……大さじ1
- 小ねぎ……2〜3本（10g）

★「四穀つゆ」（にんべん）を使用。

作り方

1. きくらげはあれば石づきを除き、細切りにする。小ねぎは2cm長さの斜め切りにする。
2. フライパンに油を中火で熱し、しょうがをいため、きくらげを加える。2〜3分いためてしんなりとなったら、ⓐを加えてさっといため合わせる。
3. あら熱をとり、小ねぎを加えて混ぜる。

		鉄	ビタミンD
【⅕量】	41kcal	0.9mg	2.1μg

青菜1束
変幻自在！

小松菜

保存のポイントは、水あげしてパリッとさせること。
アクが少ないのでいろいろな料理に活用できます。
小松菜はカルシウムのほかに、
β-カロテン、ビタミンC、鉄なども豊富です。

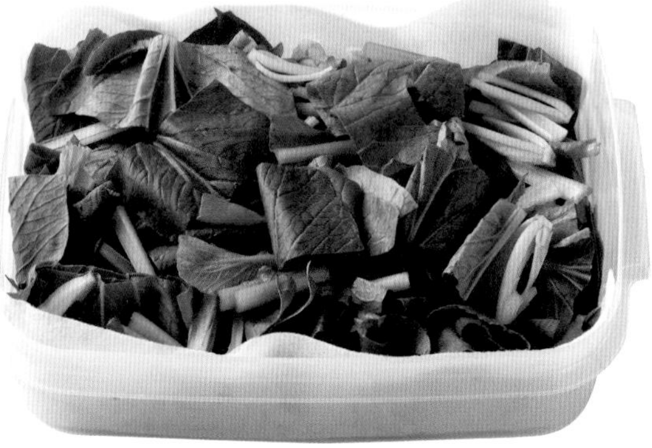

保存のコツ！

1 小松菜1束は根元を少しそいで、2cm深さの十字の切り込みを入れ、たっぷりの水に根元を下にして入れ、10～20分つけてパリッとさせる。根元を中心によく洗って土を落とす。
2 3cm長さに切り、根元は切り込みに沿って裂き、水けをしっかりきる。
3 キッチンペーパーを敷いた保存容器に入れ、ふたをする。保存袋の場合も同様にして入れ、つぶれない程度に空気を抜いて口を閉じる（冷凍の場合は保存袋）。

保存期間　冷蔵で3～4日間
冷凍で2週間程度

＊冷凍野菜は凍ったまま調理する。

［1人分］	カルシウム	鉄
76kcal	188mg	2.2mg
［½人分］	カルシウム	鉄
38kcal	94mg	1.1mg

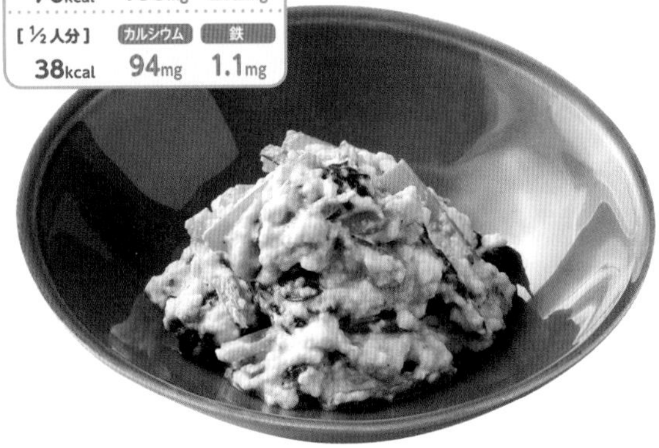

小松菜とサクラエビの白あえ

サクラエビの香ばしさで、子どももパクパク！

材料と作り方（2人分）

1 耐熱容器に小松菜80gを入れ、ラップをして電子レンジで1分30秒加熱する。あら熱をとり、しょうゆ小さじ½をまぶす。
2 ボールに充填豆腐（P.70参照）150g、すり白ごま大さじ1、しょうゆ小さじ½を入れてフォークなどでなめらかになるまで混ぜる。1の水けをしっかり絞って加え、サクラエビ大さじ2を加えてあえる。

小松菜とお揚げの煮浸し

小松菜と油揚げでカルシウムたっぷり。

材料と作り方（2人分）

1 油揚げ1枚はキッチンペーパーで押さえて油抜きをし、2cm幅の短冊切りにする。なべに小松菜120g、しょうがの薄切り2枚、油揚げの順に重ねて入れる。
2 水150mL、めんつゆ★大さじ1、塩小さじ¼を加えて中火にかけ、煮立ったら弱火にして5分煮る。火を消してあら熱をとり、味を含ませる。

★3倍濃縮タイプのもの。「四穀つゆ」（にんべん）を使用。

［1人分］	カルシウム	鉄
68kcal	151mg	2.2mg
［½人分］	カルシウム	鉄
34kcal	75mg	1.1mg

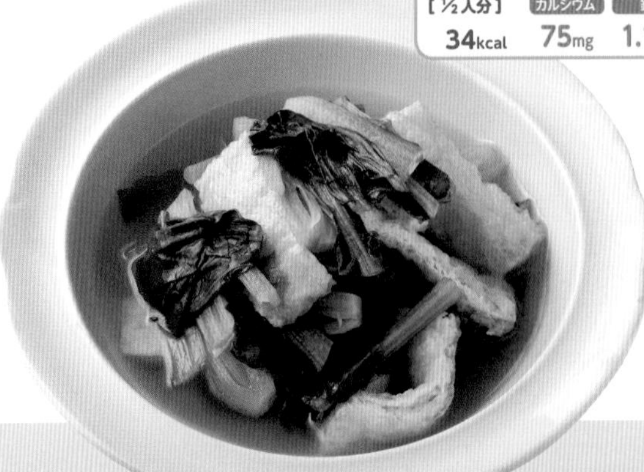

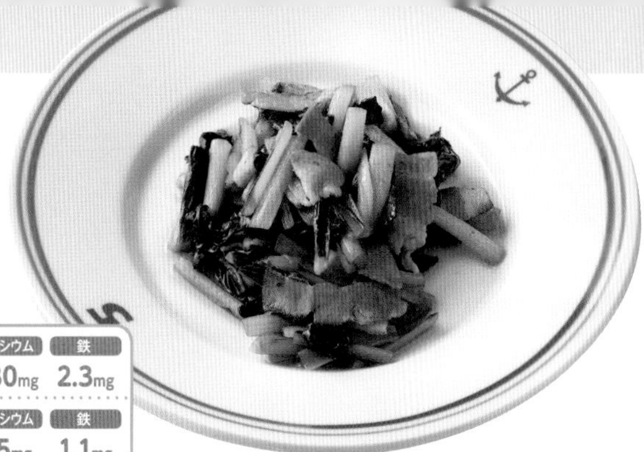

小松菜ベーコンいため

甘じょっぱい味つけとベーコンのうま味でごはんが進む。

材料と作り方（2人分）

1 ベーコン★40gを1cm幅に切り、フライパンにサラダ油小さじ2を中火で熱していためる。
2 小松菜150gを加えていため、しんなりとなったら、万能だれ(P.36参照)小さじ2とこしょう少量で味をととのえる。

★「みんなの食卓® 上級ハーフベーコン」(日本ハム)を使用。

		カルシウム	鉄
[1人分]	91kcal	130mg	2.3mg
[½人分]	45kcal	65mg	1.1mg

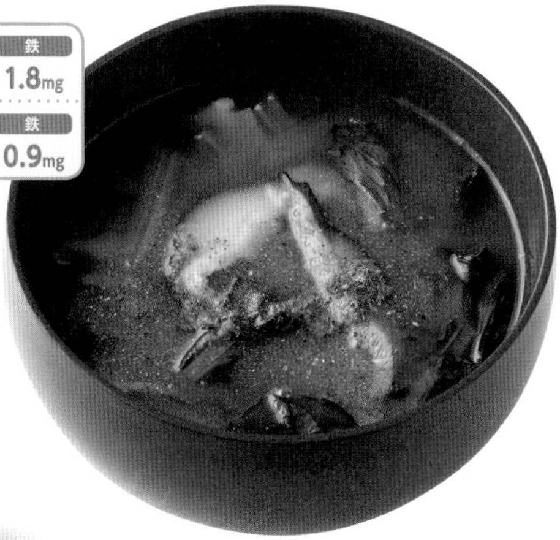

小松菜と干ししいたけのみそ汁

干ししいたけを具材とだし代わりに。

材料と作り方（2人分）

1 なべに水1½カップと干ししいたけ(スライス)5gを入れて中火にかけ、煮立ったら小松菜80gを加えて3分煮る。
2 みそ小さじ4をとき入れ、温まったら火を消す。器に盛り、煮干し粉小さじ1をふる。

		カルシウム	鉄
[1人分]	31kcal	102mg	1.8mg
[½人分]	15kcal	51mg	0.9mg

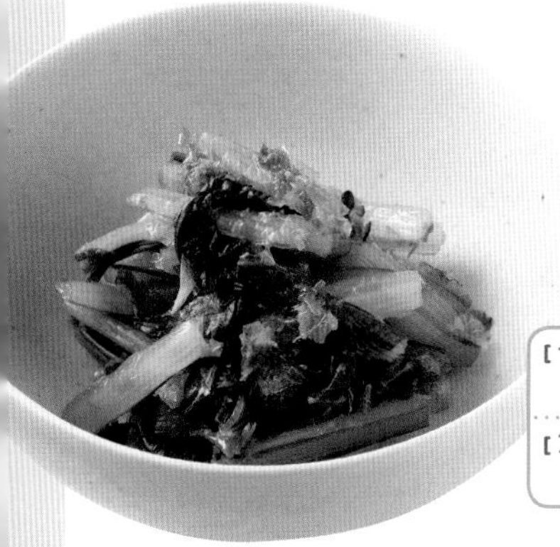

小松菜の梅おかかあえ

時間がたつほど味がしみて、お弁当のおかずにもおすすめ。

材料と作り方（2人分）

1 耐熱容器に小松菜120gを入れ、ラップをして電子レンジで2分加熱する。あら熱をとり、しょうゆ小さじ½をまぶす。
2 ボールに梅肉5gと万能だれ(P.36参照)小さじ1を入れて混ぜ、**1**の水けをよく絞って加え、削りガツオ½パックを加えてあえる。

		カルシウム	鉄
[1人分]	16kcal	104mg	1.8mg
[½人分]	8kcal	52mg	0.9mg

小松菜の納豆あえ

アボカドのクリーミーさがおいしさのポイント！

材料と作り方（2人分）

1 耐熱容器に小松菜100gを入れ、ラップをして電子レンジで1分40秒加熱する。あら熱をとり、しょうゆ小さじ½をまぶす。アボカド¼個は1cm角に切る。
2 小松菜の水けをよく絞ってボールに入れ、アボカド、納豆1パック(50g)、めんつゆ★小さじ1を加えてあえる。

★3倍濃縮タイプのもの。「四穀つゆ」(にんべん)を使用。

		カルシウム	鉄
[1人分]	89kcal	110mg	2.4mg
[½人分]	45kcal	55mg	1.2mg

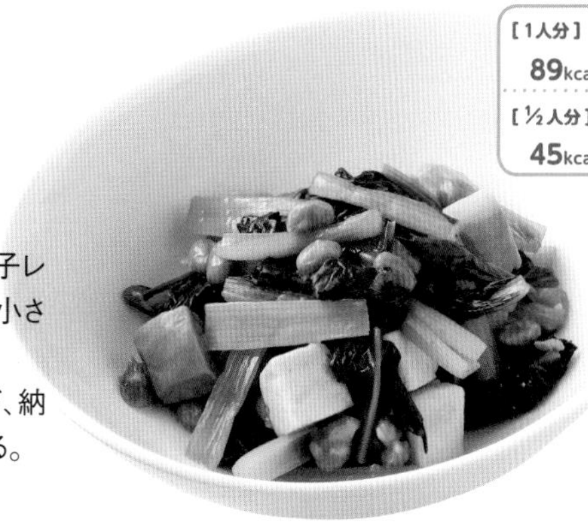

青菜1束
変幻自在！

水菜

シャキッとした歯ざわりの水菜は、生でサラダに、
サッと煮て煮浸しにと使い勝手のよさが魅力。
小松菜と同様に、水上げしてからカットして保存すると、
長持ちして使いやすいです。

保存のコツ！

1 水菜1束は根元を薄くそいで、たっぷりの水に根元を下にして入れ、10～20分つけてパリッとさせる。根元を中心によく洗って土を落とす。

2 根元を1cm切り落とし、3cm長さに切り、水けをしっかりきる。

3 キッチンペーパーを敷いた保存容器に入れ、ふたをする。保存袋の場合も同様にして入れ、つぶれない程度に空気を抜いて口を閉じる。

保存期間　冷蔵で2日間

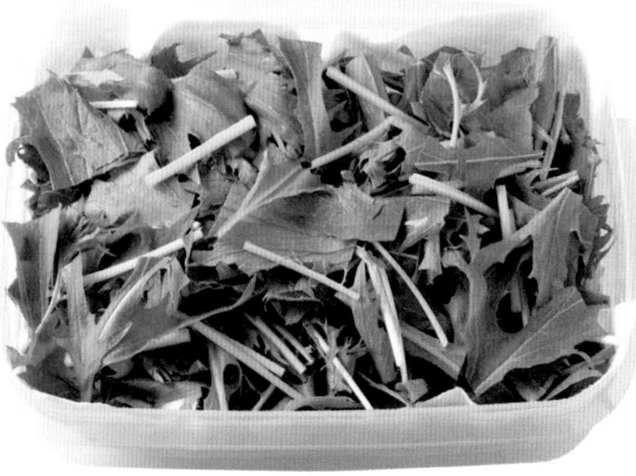

[1人分]	カルシウム	鉄
344kcal	130mg	1.9mg
[½人分]	カルシウム	鉄
172kcal	65mg	0.9mg

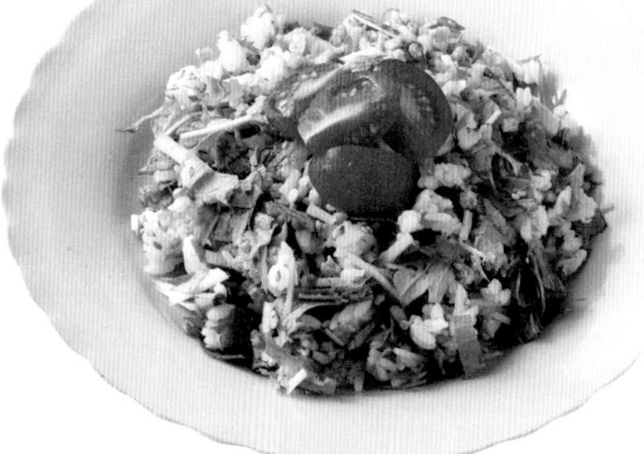

水菜と肉そぼろの混ぜごはん

肉そぼろたっぷりで、野菜が苦手でも食べやすい。

材料と作り方（2人分）

1 フライパンに豚ひき肉100g、砂糖・しょうゆ各大さじ½を入れてよく混ぜる。中火にかけ、箸《はし》で混ぜながらいりつけて、そぼろ状にする。

2 大きめのボールに、温かいごはん250g、**1**、いり白ごま大さじ1を入れて混ぜ、細かく切った水菜80gを加えて混ぜる。器に盛り、4等分に切ったミニトマトを1個分ずつのせる。

水菜とカリカリお揚げのサラダ

みずみずしい水菜にまろやかなドレッシングが相性抜群。

[1人分]	カルシウム	鉄
86kcal	201mg	2.1mg
[½人分]	カルシウム	鉄
43kcal	101mg	1.0mg

材料と作り方（2人分）

1 フライパンに油揚げ½枚(10g) を入れて中火にかけ、焼き色がついてカリカリになったらとり出す。あら熱がとれたら、短冊切りにする。

2 器に水菜150gと**1**を盛り、ごま豆乳ドレッシング(P.80参照) 大さじ2をかける。

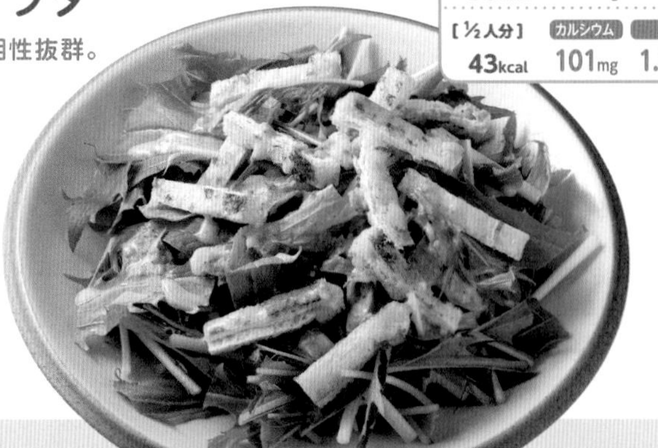

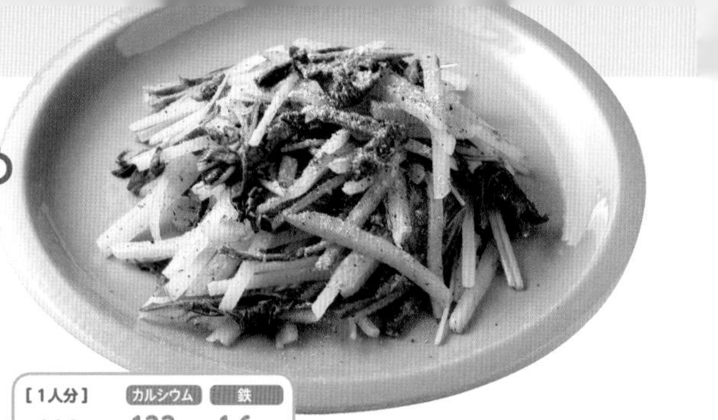

じゃが芋と水菜の煮干し粉いため

じゃが芋の食感が新鮮。煮干し粉でカルシウム強化！

材料と作り方（2人分）

1 じゃが芋1個(160g) は5mm幅の棒状に切り、水でサッと洗って、水けをしっかりきる。フライパンにサラダ油大さじ1を中火で熱し、透明になるまでいためる。

2 塩小さじ½とこしょう少量で味をつけ、水菜80g、煮干し粉小さじ1を加えてサッといため合わせる。器に盛り、仕上げに煮干し粉小さじ1をふる。

		カルシウム	鉄
［1人分］	116kcal	133mg	1.6mg
［½人分］	58kcal	66mg	0.8mg

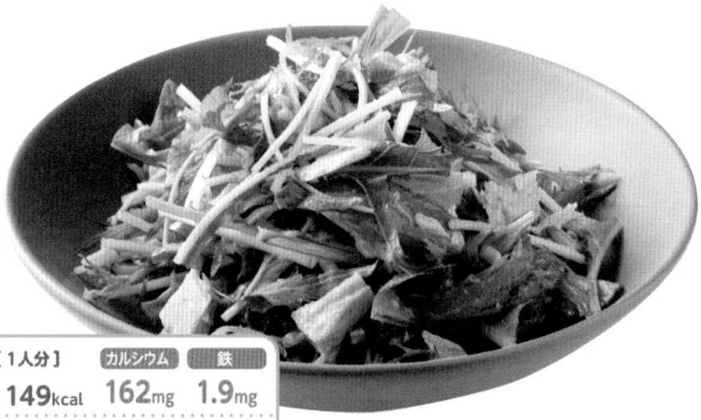

		カルシウム	鉄
［1人分］	149kcal	162mg	1.9mg
［½人分］	74kcal	81mg	0.9mg

水菜とツナの カレーマヨサラダ

子どもが喜ぶカレーマヨ味！ パンにはさんでも。

材料と作り方（2人分）

1 ボールにマヨネーズ風調味料★大さじ1、カレー粉小さじ¼、しょうゆ2滴、ツナ油漬け缶詰め小1缶(70g) を缶汁ごと入れてよく混ぜる。水菜150gを加えてさっくりあえる。

★「キユーピーエッグケア」(キユーピー) を使用。

アサリと水菜の酒蒸し

水菜は火を通しすぎず、アサリのうま味をからめて。

材料と作り方（2人分）

1 アサリ300gは砂出しをして、殻をよく洗う。

2 フライパンにオリーブ油小さじ2、にんにくのみじん切り5gを入れて中火にかけ、香りが立ってきたら、**1**を入れてサッといためる。酒大さじ2、こしょう少量を加えてふたをし、アサリの口が開くまで加熱して、水菜80gを加えてサッと混ぜる。

		カルシウム	鉄
［1人分］	67kcal	125g	3.2mg
［½人分］	33kcal	63mg	1.6mg

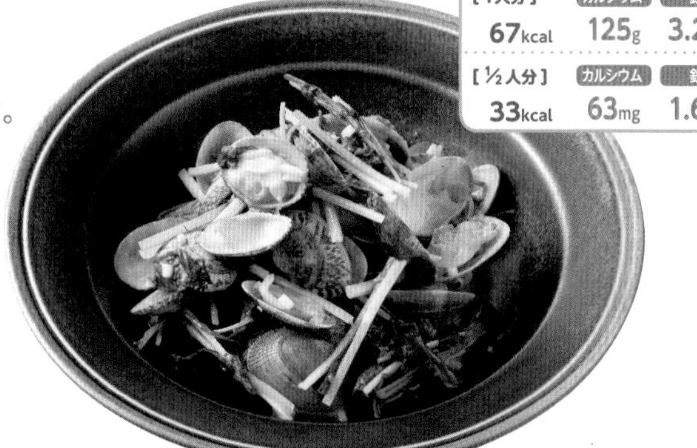

		カルシウム	鉄
［1人分］	95kcal	71mg	0.7mg
［½人分］	47kcal	35mg	0.4mg

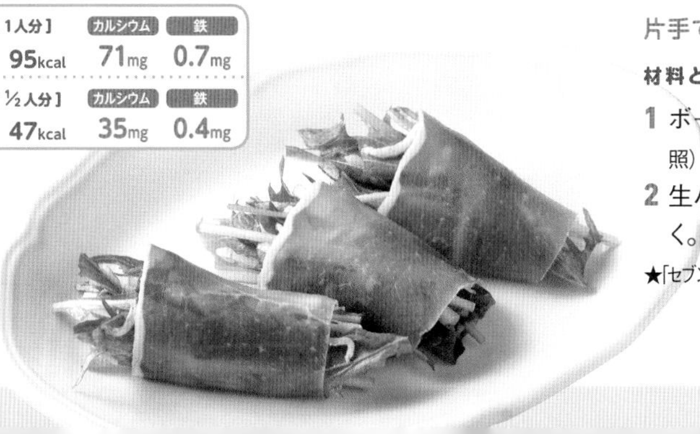

水菜の生ハム巻き

片手でパクッとつまめて、甘くないおやつにも。

材料と作り方（2人分）

1 ボールに水菜50g、シラスのオイル漬け(P.78参照) 大さじ1を入れてあえる。

2 生ハム★小1枚に、**1**の⅙量をのせてくるりと巻く。同様に計6個作る。

★「セブンプレミアム 生ハムロース」(セブン&アイ・ホールディングス) を使用。

栄養満点!

手作りカット野菜ミックス

カルシウムやビタミンDがとれる野菜やきのこなどを
カットして混ぜておくと、頼もしいストックに!
食事の準備を包丁いらずで完了させることも可能です。

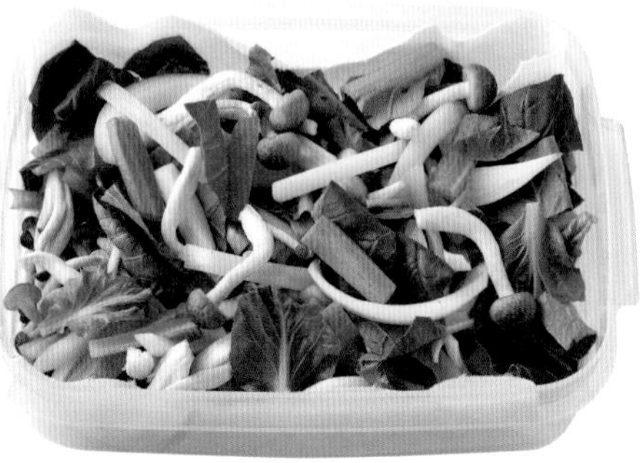

保存のコツ!

材料(作りやすい分量)

小松菜……………………………200g
にんじん………………………大1/3本(80g)
玉ねぎ…………………………1/2個(100g)
しめじ……………………1パック(100g)

1 小松菜、にんじん、玉ねぎを右下のようにカットしてボールに入れ、たっぷりの水を注いで、すぐに水けをしっかりきる。
2 右下のようにほぐしたしめじを加え混ぜる。
3 キッチンペーパーを敷いた保存容器に入れ、ふたをする。保存袋の場合も同様にして入れ、つぶれない程度に空気を抜いて口を閉じる(冷凍の場合は保存袋)。

保存期間 冷蔵で3〜4日間
冷凍で2週間程度

＊冷凍野菜は凍ったまま調理する。

● 1食分100g

	カルシウム	鉄
22kcal	84mg	1.5mg

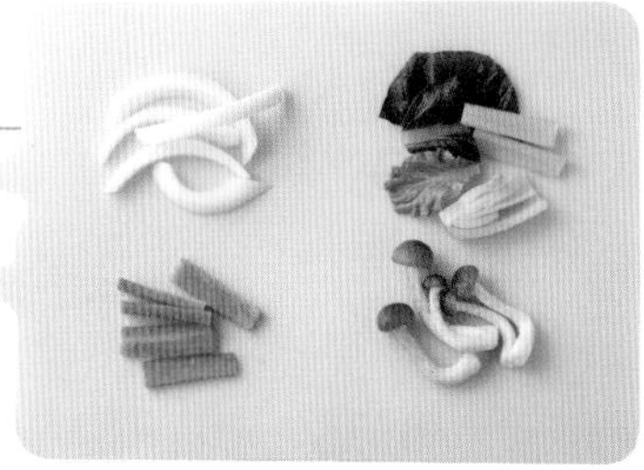

玉ねぎ 5mm幅の薄切りにする。

にんじん 4cm長さ、3mm厚さの短冊切りにする。

小松菜 水あげ(P.52の保存のコツ1参照)して、4cm長さに切る。

しめじ 石づきを除き、1〜2本ずつほぐす。

野菜を変えてアレンジ!

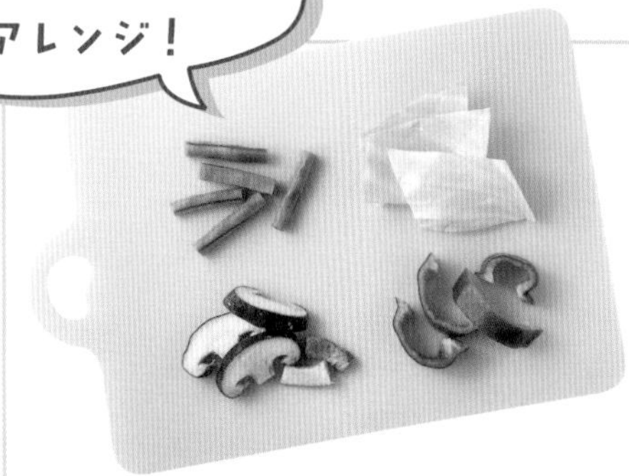

キャベツ 3〜4cm角の一口大に切る。

ピーマン 縦半分に切り、横1cm幅に切る。

いんげん 4cm長さに切る。

しいたけ 7mm幅に切る。

季節や好みに合わせて、4〜5種類の野菜を組み合わせて

野菜の種類は、基本的になんでもOKです。栄養面を考えて、小松菜、にんじん、ピーマン、いんげんなどの緑黄色野菜を1〜2種類入れるのがオススメ。

カット野菜のポイントは、大きさをそろえること!

だいたい同じくらいの大きさに切っておくことで、火の通り具合が均一になります。たとえば、キャベツ、ピーマン、いんげん、しいたけだったら、左のような大きさにカットすると使いやすいです。

カット野菜とひき肉のカレーいため

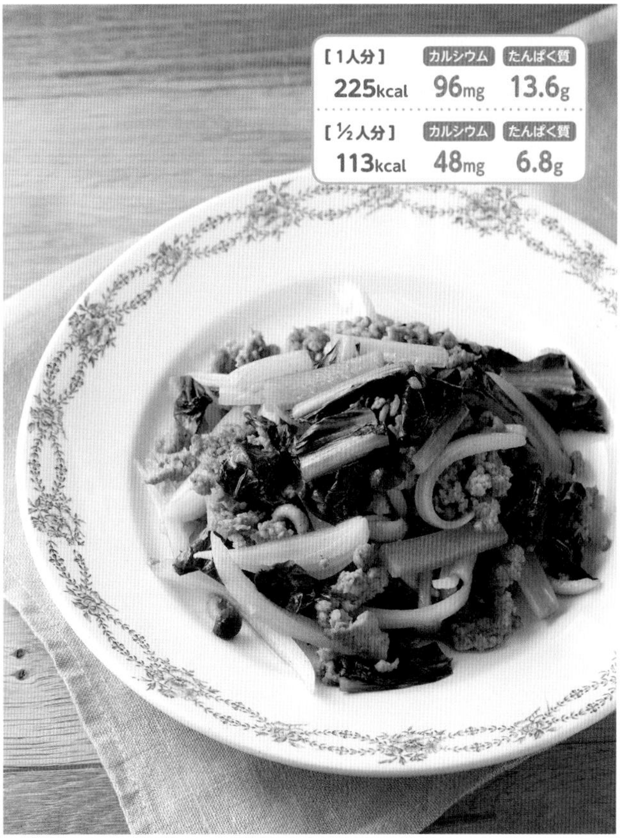

[1人分]	カルシウム	たんぱく質
225kcal	96mg	13.6g
[½人分]	カルシウム	たんぱく質
113kcal	48mg	6.8g

野菜と肉がバランスよくとれる一品。
大人は食べるときに七味とうがらしをかけても。

材料（2人分）

カット野菜 ………………………………… 200g
豚ひき肉 ………………………………… 150g
にんにく（みじん切り）………… ½かけ分（5g）
ⓐ［酒、しょうゆ ……………………… 各小さじ2
　 カレー粉★ ……………………………… 小さじ1
サラダ油 ………………………………… 小さじ2
★「赤缶カレー粉」（エスビー食品）を使用。

作り方

1 ⓐを混ぜ合わせる。
2 フライパンに油を中火で熱し、ひき肉とにんにくを入れ、肉の色が変わるまでいためる。カット野菜を加えてひと混ぜし、水大さじ1（分量外）を加えてふたをして1分蒸し焼きにする。
3 ふたをとり、野菜がやわらかくなるまでいため、ⓐをまわし入れ、全体をいため合わせる。

豆腐とカット野菜のとろとろ煮

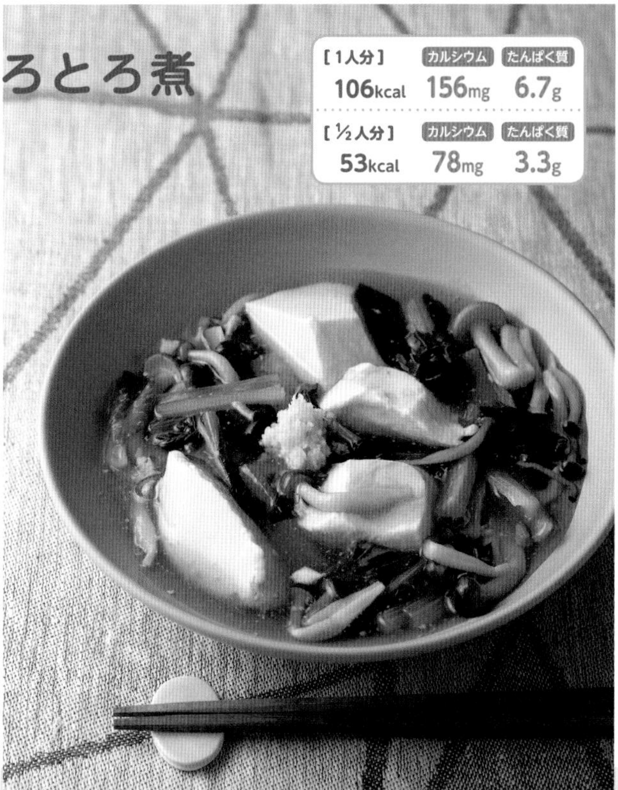

[1人分]	カルシウム	たんぱく質
106kcal	156mg	6.7g
[½人分]	カルシウム	たんぱく質
53kcal	78mg	3.3g

めんつゆで簡単！ とろりとしたあんがからんだ
食べ飽きないやさしい味わいです。

材料（2人分）

カット野菜 ………………………………… 200g
絹ごし豆腐 ………………………………… 180g
ⓐ［水 ……………………………………… 1½カップ
　 めんつゆ（3倍濃縮タイプ）★ ……… 大さじ2
［かたくり粉、水 …………………… 各大さじ1
おろししょうが ………………… ½かけ分（6g）
★「四穀つゆ」（にんべん）を使用。

作り方

1 なべにⓐを入れて中火にかけ、煮立ったらカット野菜を加えて3分煮る。豆腐をスプーンですくい入れ、温まるまで2分煮て、水どきかたくり粉を加えて煮立て、とろみをつける。
2 器に盛り、しょうがをのせる。

カット野菜と豚肉のレンジ蒸し

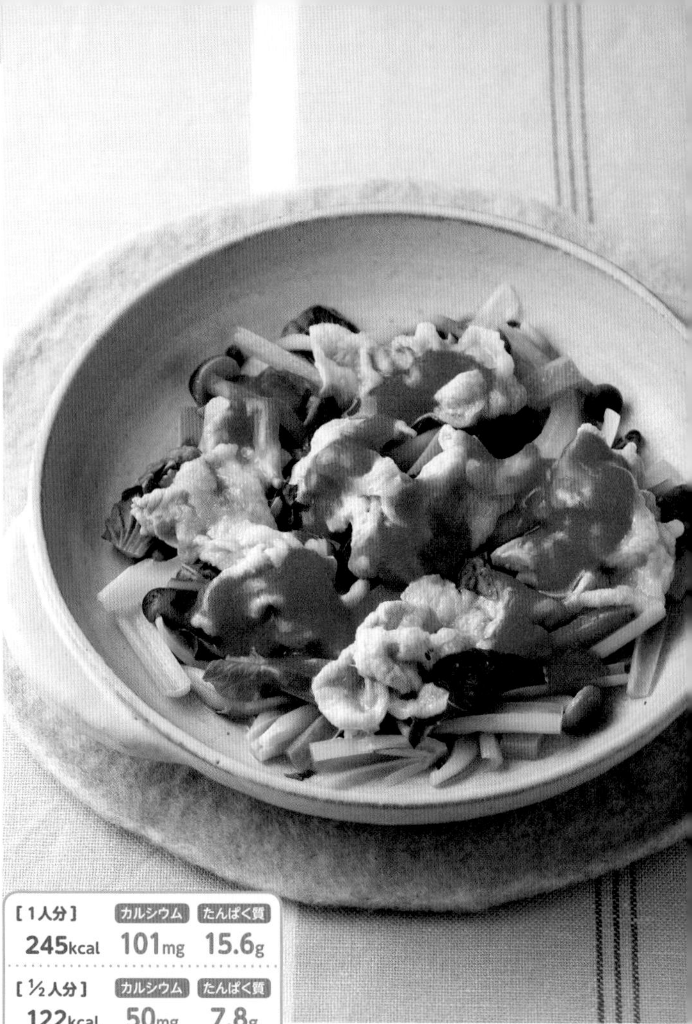

豚肉の肉汁がしみた野菜に、
甘ずっぱいトマトだれがマッチ。
好みのドレッシングでも OK。

材料（2人分）

カット野菜……………………………240g
┌豚しゃぶしゃぶ用肉……………………160g
└かたくり粉……………………………小さじ1
酒 ………………………………………大さじ2
ⓐ┌トマトジュース（食塩不使用）………大さじ4
　│米粉★1、めんつゆ（3倍濃縮タイプ）★2
　└　……………………………………各小さじ1

★1「米の粉」（共立食品）を使用。
★2「四穀つゆ」（にんべん）を使用。

作り方

1 豚肉は1枚ずつふんわりとまとめ、片面にかたくり粉をふる。耐熱の器2つにカット野菜を半量ずつ入れて平らに広げ、上に豚肉を半量ずつのせ、酒を大さじ1ずつふる。
2 ラップをかけて1つずつ、電子レンジで3分30秒加熱する。
3 別の耐熱容器にⓐを混ぜ合わせ、ラップをかけて電子レンジで30秒加熱し、とろみがつくまで混ぜ、食べる直前に**2**に半量ずつかける。

［1人分］	カルシウム	たんぱく質
245kcal	101mg	15.6g
［½人分］	カルシウム	たんぱく質
122kcal	50mg	7.8g

Point

市販のカット野菜でさらに手軽に！

「時間がない」「買い物に行きそびれて野菜のストックがない」、そんなピンチのときは、市販のカット野菜の出番。スーパーやコンビニで手軽に購入できて、食事作りがぐーんと楽になる強い味方です。

市販のカット野菜は、淡色野菜のキャベツやもやしがメインのものが多いですが、にんじんやピーマン、小松菜など、緑黄色野菜がミックスされているものを選ぶとよいでしょう。栄養価がアップして料理の彩りもよくなります。

ここで紹介したレシピはいずれも、市販のカット野菜で作ってももちろんOKです。

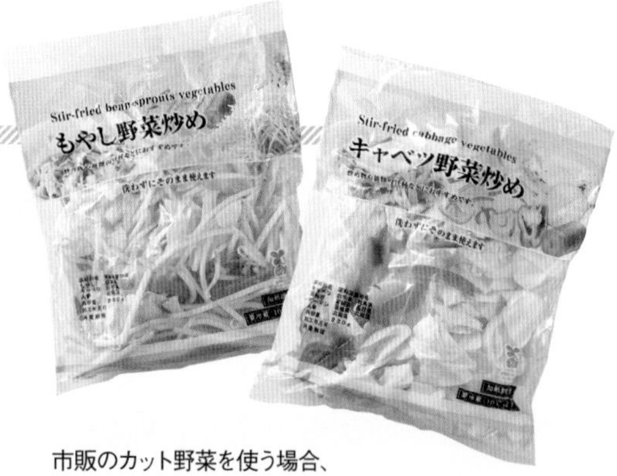

市販のカット野菜を使う場合、「豆腐とカット野菜のとろとろ煮」「カット野菜と豚肉のレンジ蒸し」は、キャベツメインのカット野菜（右）がオススメ。「カット野菜とひき肉のカレーいため」は、もやしがメインのカット野菜（左）でもおいしくできます。

PART
3

カルシウム&ビタミンDで骨を育てる 簡単おかず

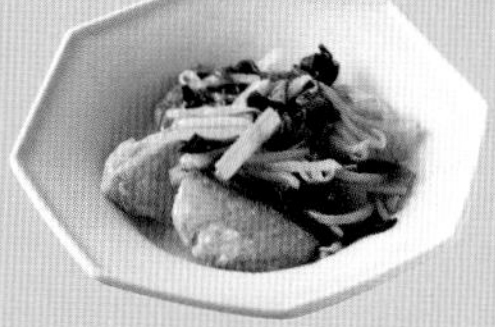 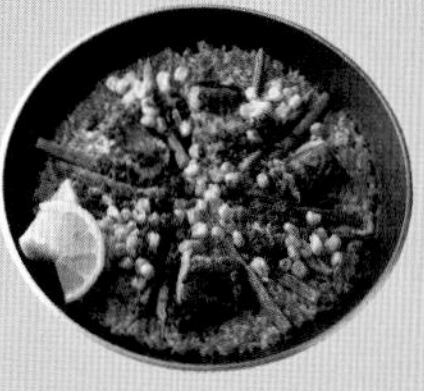 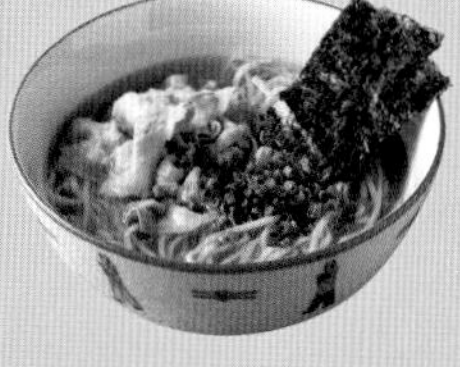

強い骨を育てるために必要な、カルシウムとビタミン D がとれるおかずです。さらに、食物アレルギーがあってもいろんな料理が楽しめるよう、おいしく簡単なレシピを考案しました！

カルシウム＆
ビタミンDがとれる！

魚のおかず

骨ごと食べられる魚から、カルシウムをしっかりとって。
切り身魚はカルシウムの吸収を助けるビタミンDが期待できます。

ホッケ干物のアクアパッツァ

干物からちょうどよい塩けが
出るので味つけは不要。
濃厚なうま味が堪能できます。

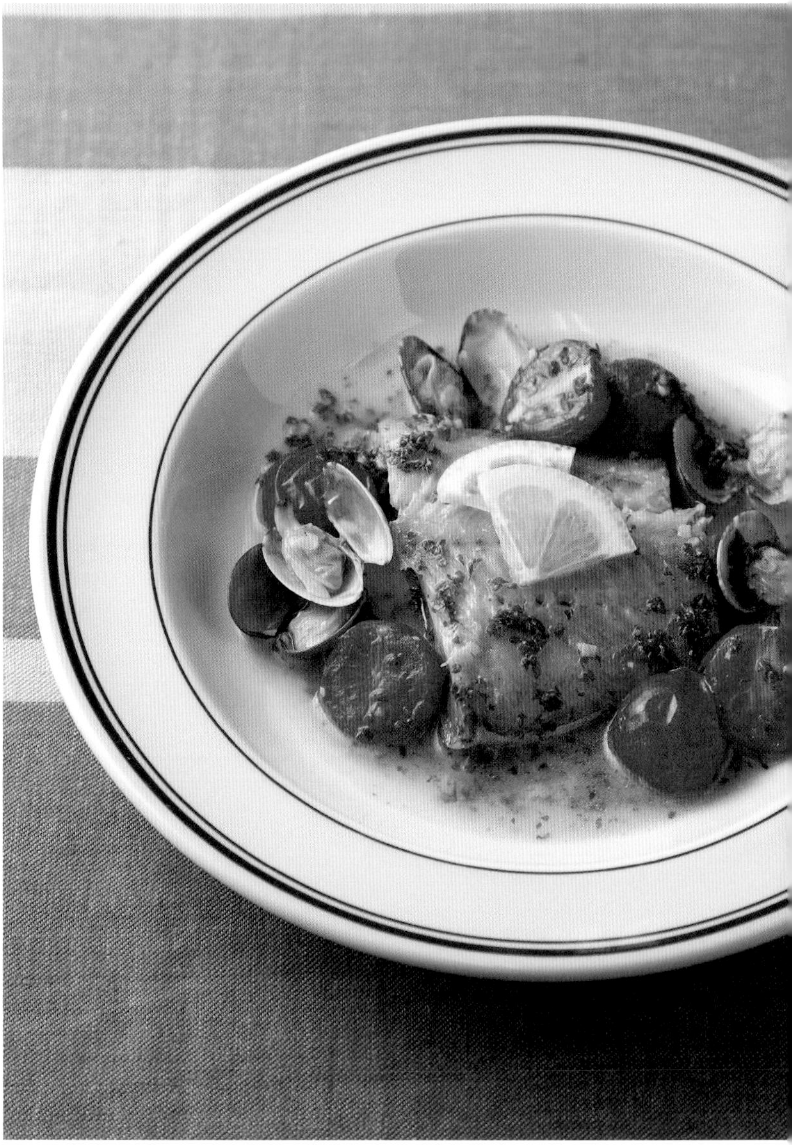

材料（2人分）

ホッケ干物……………… ½尾（180g）
アサリ（殻つき）…………………… 60g
水 …………………………… ½カップ
ミニトマト………………… 6個（120g）
にんにく……………………½かけ（5g）
オリーブ油…………………… 小さじ2
パセリ（みじん切り）………… 小さじ2
レモン ……………………… 薄切り1枚

作り方

1 ホッケは半分に切る。アサリは砂出しをして、殻をこすり合わせて洗う。ミニトマトは半分に、にんにくはみじん切りにする。レモンは4等分に切る。
2 フライパンにオリーブ油を中火で熱し、ホッケの身を下にして入れる。うすく焼き色がついたら裏返し、皮目に焼き色がつくまで焼く。
3 アサリ、にんにくを加えてさっといため、水を加える。煮立ったらミニトマトを加え、ふたをして5分煮込む。
4 アサリの口が開いたらパセリを加えてさっと煮て、器に盛り、レモンを添える。

［1人分］	カルシウム	ビタミンD
209kcal	179mg	4.1μg
［½人分］	カルシウム	ビタミンD
105kcal	90mg	2.1μg

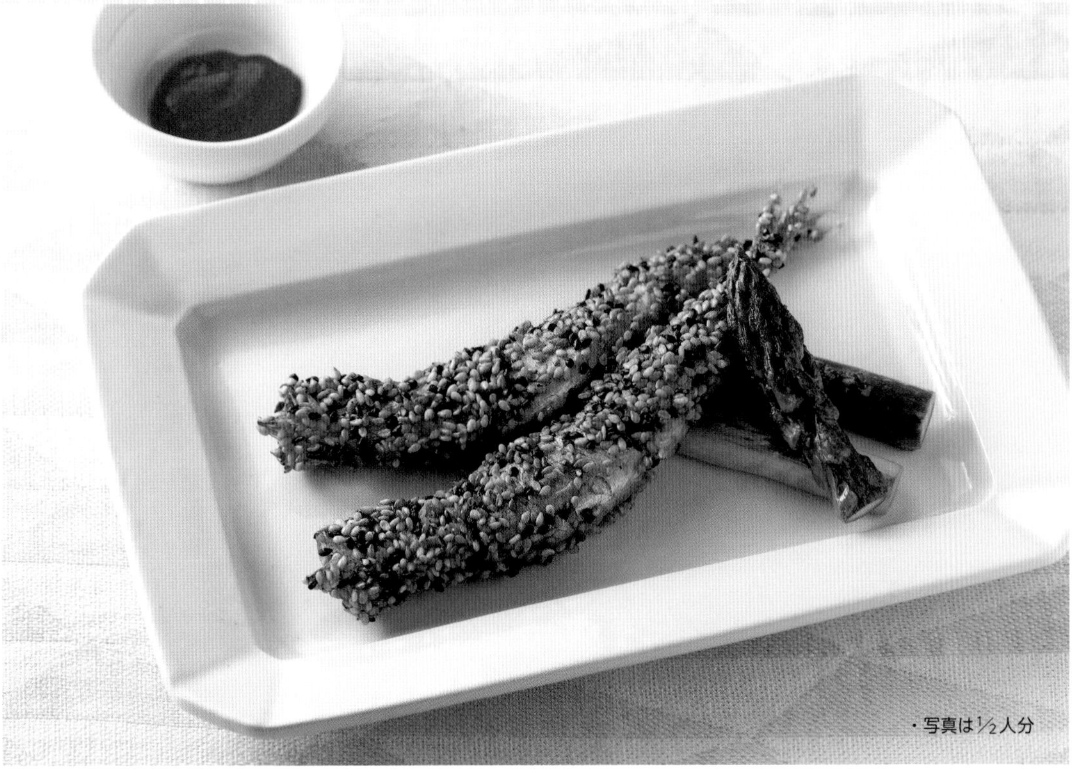

・写真は½人分

シシャモのごま揚げ

少なめの油で揚げ焼きに。骨ごと食べられるシシャモはカルシウムの宝庫。
ごまをまぶすと、さらにカルシウム量がアップします。

材料（2人分）

シシャモ……8尾（120g）
ⓐ［米粉★、水……各大さじ1½
ⓑ［いり白ごま……大さじ3
　　いり黒ごま……大さじ2
グリーンアスパラガス……4本（80g）
塩……少量
サラダ油……小さじ1＋大さじ1
トマトケチャップ……適量

★「米の粉」（共立食品）を使用

		カルシウム	ビタミンD
［1人分］	296kcal	399mg	0.2μg
［½人分］	148kcal	200mg	0.1μg

作り方

1 アスパラガスは根元の皮をむき、4cm長さに切る。
2 フライパンに油小さじ1を中火で熱し、アスパラガスを2〜3分焼いてとり出し、塩をふる。
3 ⓐ、ⓑは別々のバットに入れ、それぞれよく混ぜ合わせる。シシャモにⓐをからめ、ⓑをまぶす。
4 **2**のフライパンに油大さじ1を中火で熱し、**3**を並べ入れる。ふたをして弱火で3分焼き、裏返してさらに3分焼く。アスパラガスとともに器に盛り、トマトケチャップを添える。

Point

骨ごと食べられる小魚はカルシウムの宝庫

シシャモは1尾（15g）でカルシウムが50mgもとれます。同様に、ワカサギは1尾（10g）で45mg、イワシ丸干し（1尾50g）は220mgのカルシウムを含んでいます。

カジキのごまみそ焼き

[1人分]	カルシウム	ビタミンD
208kcal	87mg	8.8μg
[½人分]	**カルシウム**	**ビタミンD**
104kcal	43mg	4.4μg

魚料理も、切り身をオーブントースターで焼けば調理が簡単！
甘めのごまみそがこんがり焼けて、ごはんが進みます。

材料（2人分）

- カジキの切り身……2切れ（200g）
- 塩……小さじ¼
- ⓐ
  - 長ねぎ（みじん切り）……6cm分
  - すり白ごま……大さじ1½
  - 砂糖、みそ……各大さじ1
  - 酒……小さじ1
- オクラ……4本（40g）

作り方

1 カジキは塩をふって10分おき、キッチンペーパーで水けをふく。オクラは斜め半分に切る。

2 オーブントースター用の天板にアルミ箔《はく》を敷いて、**1**をのせ、オーブントースターで8分焼く。カジキから出た水分をふきとり、混ぜ合わせたⓐを半量ずつのせ、香ばしい焼き色がつくまで再び5分焼く。

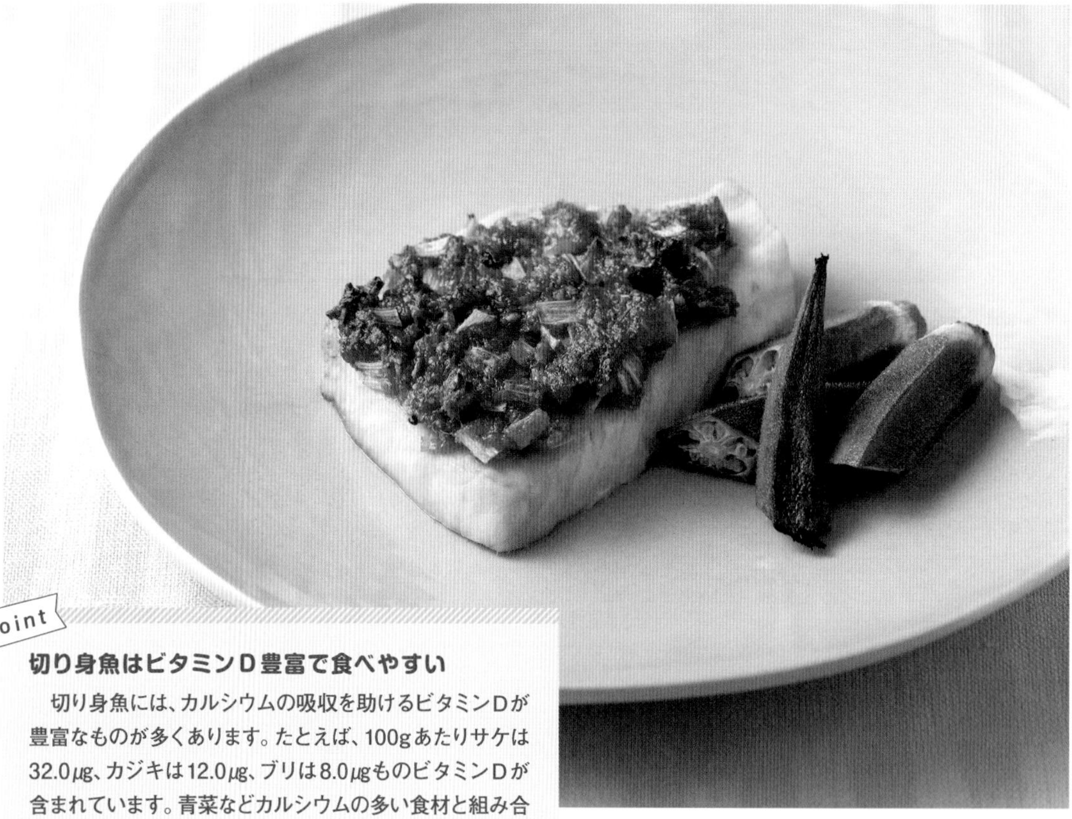

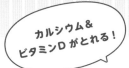

Point

切り身魚はビタミンD豊富で食べやすい

切り身魚には、カルシウムの吸収を助けるビタミンDが豊富なものが多くあります。たとえば、100gあたりサケは32.0μg、カジキは12.0μg、ブリは8.0μgものビタミンDが含まれています。青菜などカルシウムの多い食材と組み合わせて食べましょう。

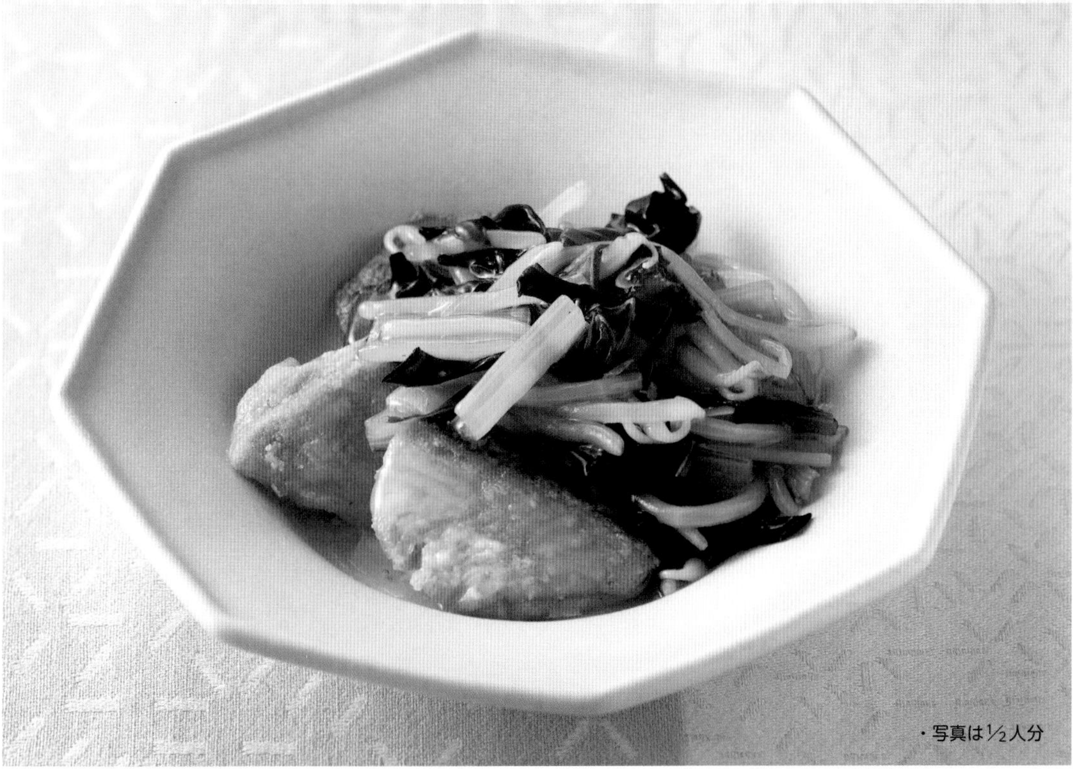

・写真は½人分

サケの野菜あんかけ

ふっくら焼いたサケに、アツアツのあんをかけて。
小松菜、きくらげを使ってカルシウムアップができて一石二鳥。

材料（2人分）

- 生ザケ……2切れ（200g）
- 塩、こしょう……各少量
- かたくり粉……小さじ4
- きくらげ*……乾3g
- 小松菜……100g
- もやし……80g
- ⓐ しょうゆ……大さじ½
- ⓐ 顆粒鶏がらだし★……小さじ½
- ⓐ 水……150mL
- かたくり粉、水……各小さじ2
- サラダ油……大さじ1

＊P.50で紹介した「きくらげもどし」20gを使ってもよい。
★「丸鶏がらスープ」(味の素㈱) を使用。

作り方

1. きくらげは水でもどし（P.50参照)、石づきがあれば除いて、細切りにする。小松菜は3cm長さに切る。サケは4〜5等分ずつのそぎ切りにし、塩とこしょうをふり、かたくり粉をまぶす。
2. フライパンに油を中火で熱し、**1**のサケを入れ、ふたをして弱火で2分焼き、裏返してさらに2分焼く。
3. なべにⓐを入れて中火にかけ、煮立ったら**1**のきくらげと小松菜、もやしを入れて2〜3分煮る。水どきかたくり粉でとろみをつける。
4. 器に**2**を盛り、**3**をかける。

		カルシウム	ビタミンD
[1人分]	229kcal	112mg	33.3μg
[½人分]	115kcal	56mg	16.6μg

カルシウム＆
ビタミンDがとれる！

魚の缶詰め活用料理

手軽に使える魚の缶詰めは、買いおきしておくといつでも魚のおかずが作れて重宝します。
缶汁をむだなく使うのがおいしく栄養アップする秘訣！

サバ缶パエリア

うま味と栄養が詰まった
サバ缶の汁とトマトジュースで
炊くので、簡単に本格的な味に。
カレー粉の香りが食欲をそそります。

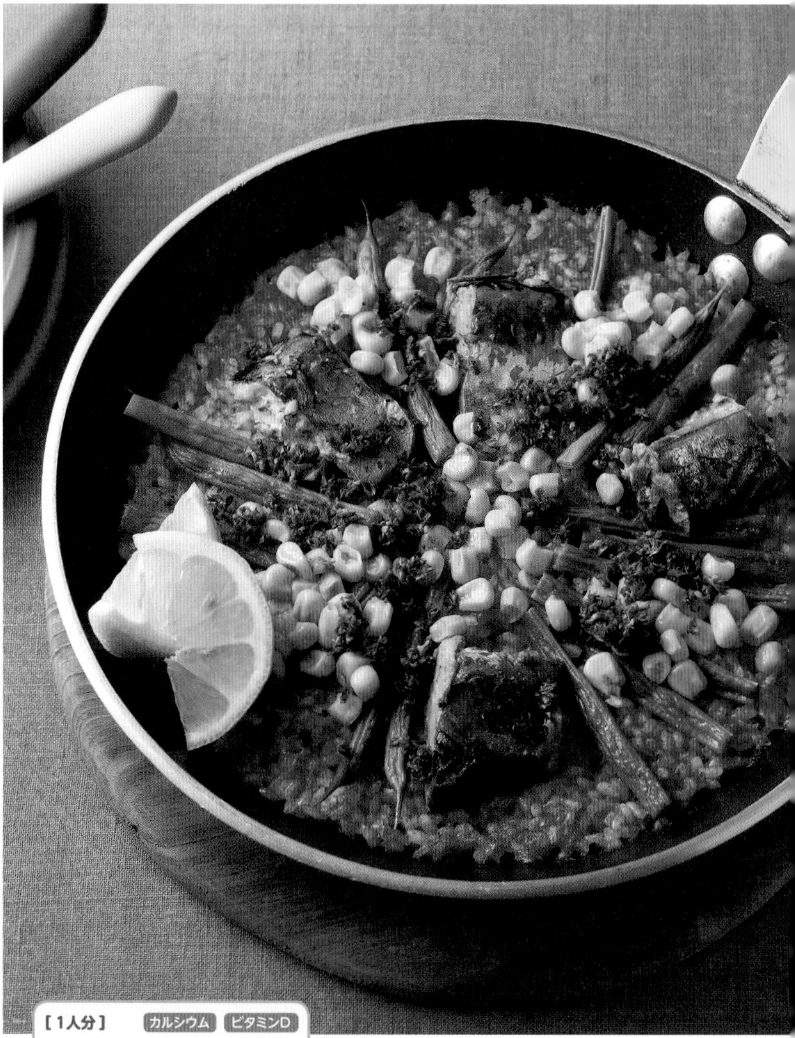

材料（2人分）

米 ……………………………1合（150g）
サバ水煮缶 ………………………½缶（80g）
玉ねぎ ……………………………¼個（50g）
さやいんげん ………………………5本（50g）
コーン缶 ………………………… 大さじ3
カレー粉★ ……………………… 小さじ½
ⓐ トマトジュース（食塩無添加）、水 ………………………… 各½カップ
ⓐ 塩、こしょう ………………………… 各少量
オリーブ油 ……………………… 大さじ1
パセリ（みじん切り） ………… 小さじ2
レモン ……………………………… ¼個

★「赤缶カレー粉」（エスビー食品）使用。

作り方

1 米は洗って水けをきる。玉ねぎはみじん切り、いんげんは筋を除いて5cm長さに、レモンはくし形切りにする。

2 フライパンにオリーブ油を中火で熱し、玉ねぎを入れていためる。しんなりとなったら米を加え、熱くなるまでいためる。

3 カレー粉を加えてひといためし、ⓐを加えてよく混ぜ、平らにならす。その上に、サバ缶を缶汁ごと、いんげん、コーンの順にのせ、ふたをして弱火で10分加熱し、火を止めて5分蒸らす。パセリをふり、レモンを添える。

【1人分】	カルシウム	ビタミンD
423kcal	145mg	4.4μg
【½人分】	カルシウム	ビタミンD
211kcal	73mg	2.2μg

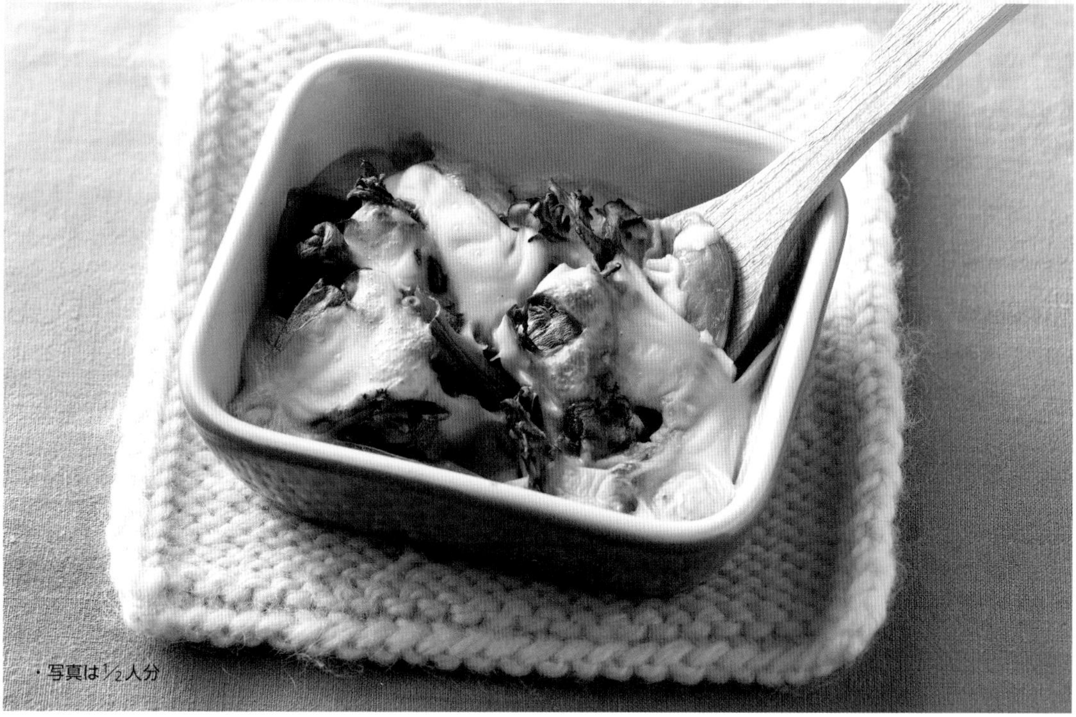
・写真は1/2人分

サバ缶の豆乳クリームグラタン

ホワイトソースのまろやかさで青魚が苦手でも食べやすい！
まいたけは焼いてから加えると、香ばしくなって風味がアップ。

材料（2人分）

サバ水煮缶（缶汁を除く）……200g
┌ まいたけ……80g
└ 塩……少量
スナップえんどう……60g
ⓐ┌ 無調整豆乳……250mL
　│ 米粉★1……15g
　│ 顆粒ブイヨン★2……3g
　└ こしょう……少量

★1「米の粉」（共立食品）を使用。
★2「マギー ブイヨン 無添加 アレルギー特定原材料等28品目不使用」（ネスレ日本）を使用。

［1人分］	カルシウム	ビタミンD
283kcal	290mg	13.0μg
［1/2人分］	カルシウム	ビタミンD
141kcal	145mg	6.5μg

作り方

1 サバ缶は缶汁をきる。まいたけは食べやすく裂く。
2 フライパンを中火で熱し、まいたけを入れて塩をふり、あまり動かさずに焼き色がつくまで5分焼く。途中でスナップえんどうを加え、2分焼く。
3 ⓐをしっかり混ぜ合わせてなべに入れ、中火にかけて混ぜながら煮る。とろみがついたら、さらに1分ほど混ぜながら煮る。
4 耐熱の器に3を半量流し入れ、1のサバ缶、2をのせ、残りの3をかける（1人分ずつ器に分けて作ってもよい）。
5 オーブントースターで10〜15分焼く。

Point

米粉は豆乳と混ぜてから加熱してなめらかに

米粉は小麦粉と違い、油脂といためるとだまになりやすいので注意して。火にかける前に豆乳としっかり混ぜ合わせておくと、だまにならずなめらかに仕上がります。

サバじゃが

肉じゃがとはひと味違う、
さっぱりとヘルシーな味わいです。
サバ缶の汁のうま味を
だし代わりにするから簡単！

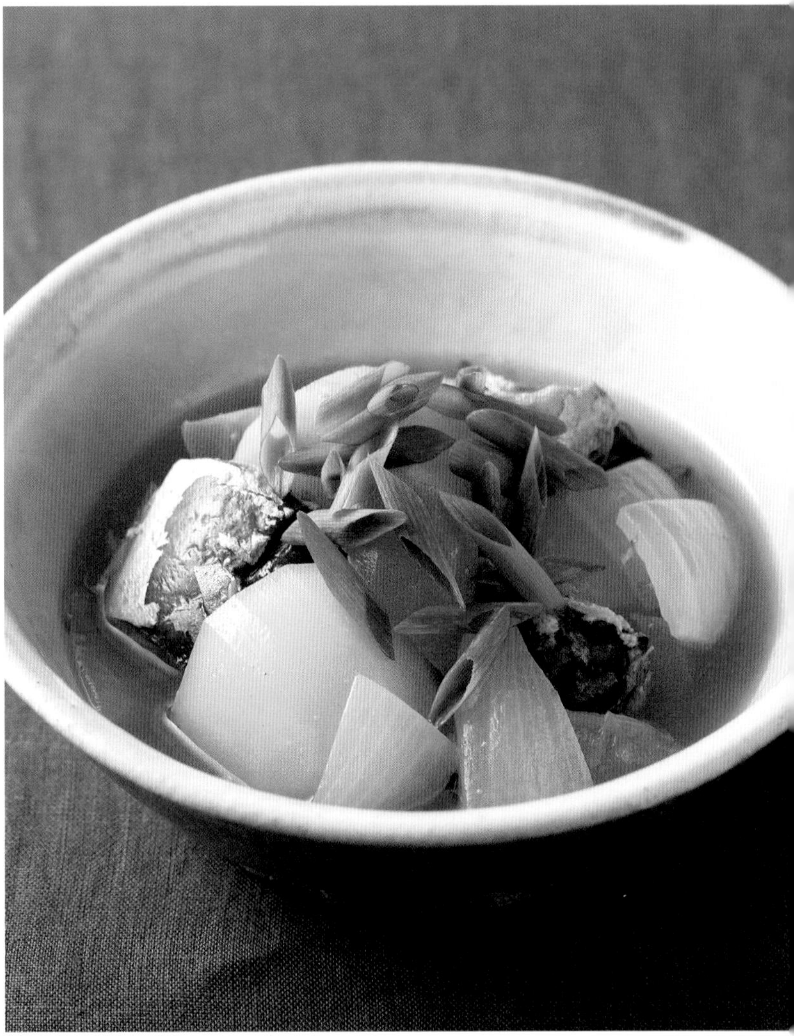

材料（2人分）

サバ水煮缶……………………1缶（160g）
じゃが芋…………………… 小2個（180g）
玉ねぎ…………………………小½個（80g）
にんじん……………………………⅓本（50g）

ⓐ
- サバ缶の缶汁＋水…………1カップ
- 万能だれ*……………………大さじ2
- 酢……………………………小さじ1

小ねぎ……………………………4本（12g）

＊P.36で紹介した「万能だれ」を使用。しょうゆ、酒、みりん各小さじ2で代用してもよい。

作り方

1 サバ缶は身と缶汁に分け、缶汁は水と合わせて1カップにする。小ねぎは斜め切りにする。
2 じゃが芋は大きめの一口大、玉ねぎは3cm角、にんじんは乱切りにする。
3 なべにⓐと**2**を入れて中火にかけ、煮立ったら火を弱め、じゃが芋がやわらかくなるまで10分煮る。
4 サバの身を加え、温まるまで2分煮る。器に盛り、小ねぎを散らす。

		カルシウム	ビタミンD
［1人分］	228kcal	233mg	8.8μg
［½人分］	114kcal	116mg	4.4μg

Point
サバ缶のにおい消しには酢を活用

サバ缶を使った煮物は酢を加えると、青魚特有のにおいがおさえられ、さっぱりとおいしく仕上がります。煮ると酸味はとぶのですっぱさは感じません。

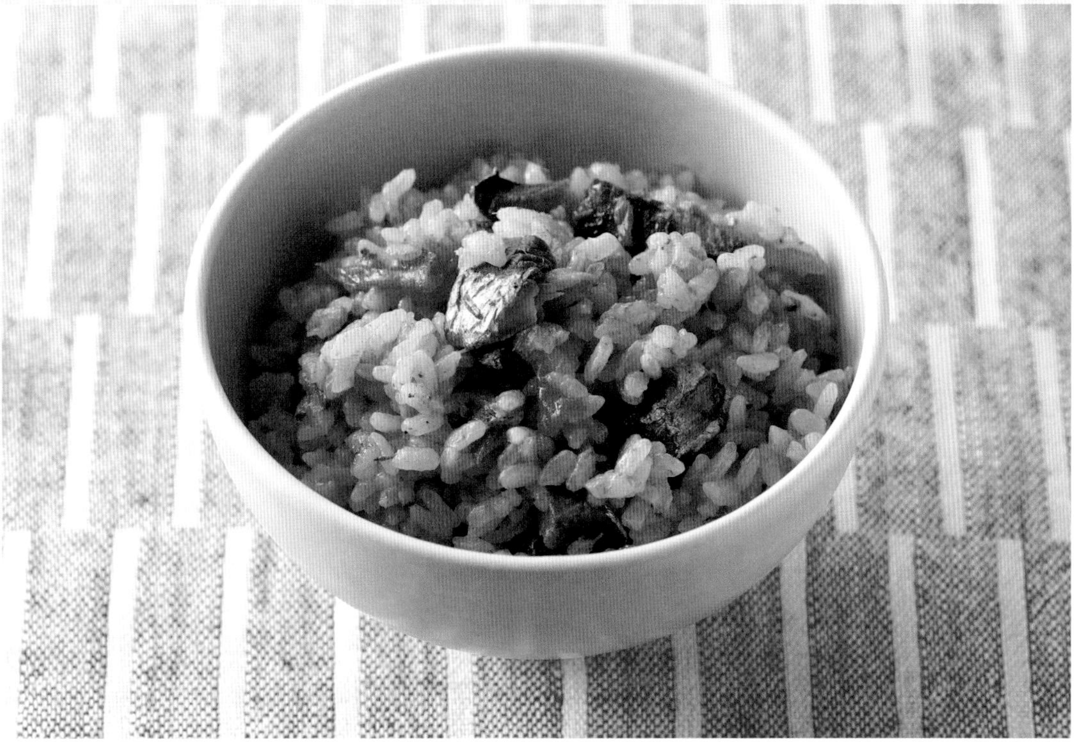

イワシ缶とトマトの炊き込みごはん

材料を炊飯器に入れて炊くだけ！ ごはんにしみ込んだイワシとトマトの
うま味に、ごま油の風味がアクセント。

材料（作りやすい分量）

米 ……………………………………… 1½合
水 ……………………………………… 150mL
イワシ水煮缶 ………………………… 1缶（150g）
ⓐ［しょうゆ、砂糖 ………………… 各小さじ1
トマト ………………………………… 小1個（150g）
ごま油 ………………………………… 小さじ1

作り方

1 米は洗ってざるにあげ、水けをきる。トマトはへたを切り除く。
2 炊飯器の内釜に米、水、イワシ缶の缶汁、ⓐを入れてよく混ぜる。その上にトマトとイワシ缶の身をのせ、普通に炊く。
3 炊き上がったらごま油を加えて全体を混ぜ、再びふたをして10分蒸らす。

	カルシウム	ビタミンD
［1人分（⅖量）］		
441kcal	201mg	3.6μg
［½人分（⅕量）］		
221kcal	101mg	1.8μg

Point

魚の水煮缶は、カルシウムやビタミンDが豊富！

サバの水煮缶は1缶（160g）にカルシウム416mg、ビタミンD17.6μg、イワシの水煮缶は1缶（150g）にカルシウム480mg、ビタミンD9.0μgと、栄養豊富。うま味と栄養がとけ出した缶汁も、余すことなく使いましょう。

カルシウム&
ビタミンDがとれる!

豆腐と大豆製品のおかず

豆腐や厚揚げなどの大豆製品にはカルシウムが多く含まれるので、
どんどん食卓に登場させましょう。

凍り豆腐と鶏肉のトマト煮

和風イメージの凍り豆腐ですが、
トマト味にもマッチ。
煮汁を含んで食べごたえも満点。

材料(2人分)

凍り豆腐……1½枚
鶏もも肉……200g
塩、こしょう……各少量
枝豆(冷凍・さやつき)……50g
ⓐ トマト水煮缶(カットタイプ)……150g
ⓐ 顆粒ブイヨン★……2g
ⓐ 水……1カップ
しょうゆ……小さじ⅔
サラダ油……小さじ1

★「マギー ブイヨン 無添加 アレルギー特定原材料等28品目不使用」(ネスレ日本)を使用。

作り方

1 凍り豆腐はぬるま湯でもどす。水けを絞り、1枚を6等分に切る。枝豆は流水で解凍し、さやから出す。
2 鶏肉は一口大に切り、塩とこしょうをふる。
3 フライパンに油を中火で熱し、**2**の皮目を下にして入れ、しっかり焼き色がつくまで焼き、裏返してさっと焼く。ⓐ、凍り豆腐を加え、ふたをして10分煮る。
4 しょうゆ、枝豆を加えて5分煮る。

[1人分]	カルシウム	ビタミンD
323kcal	108mg	0.4μg
[½人分]	カルシウム	ビタミンD
162kcal	54mg	0.2μg

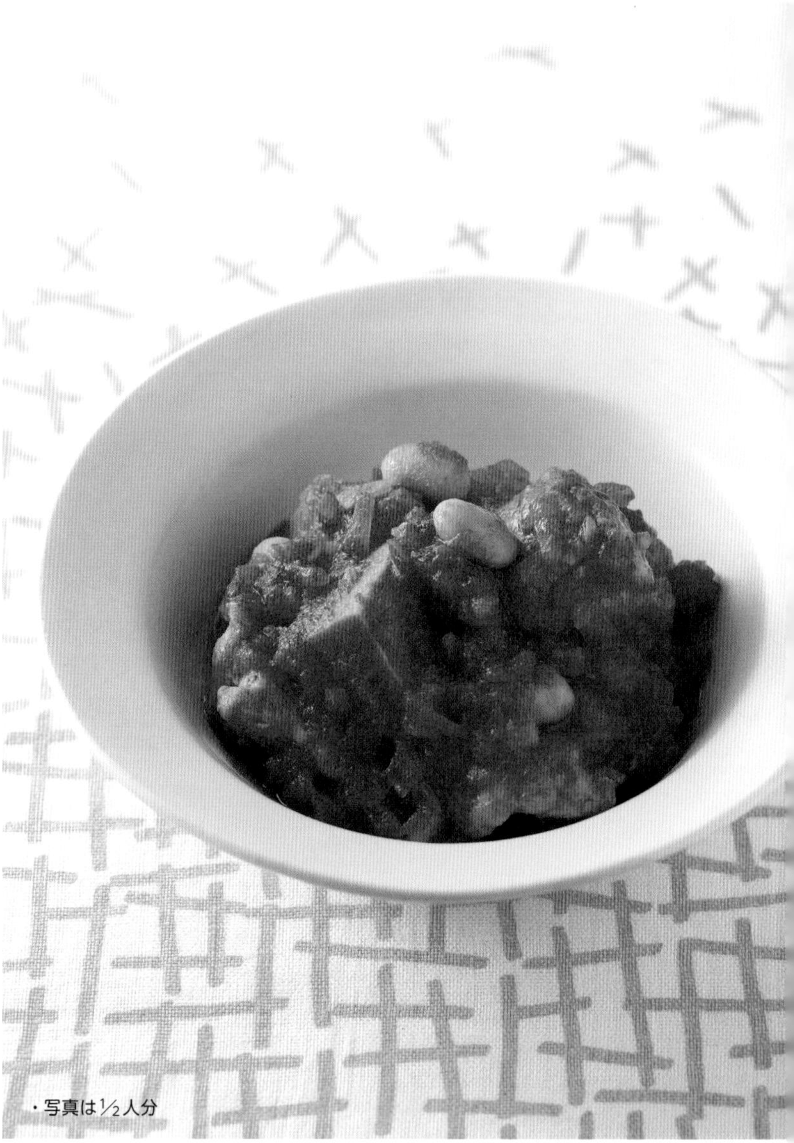

・写真は½人分

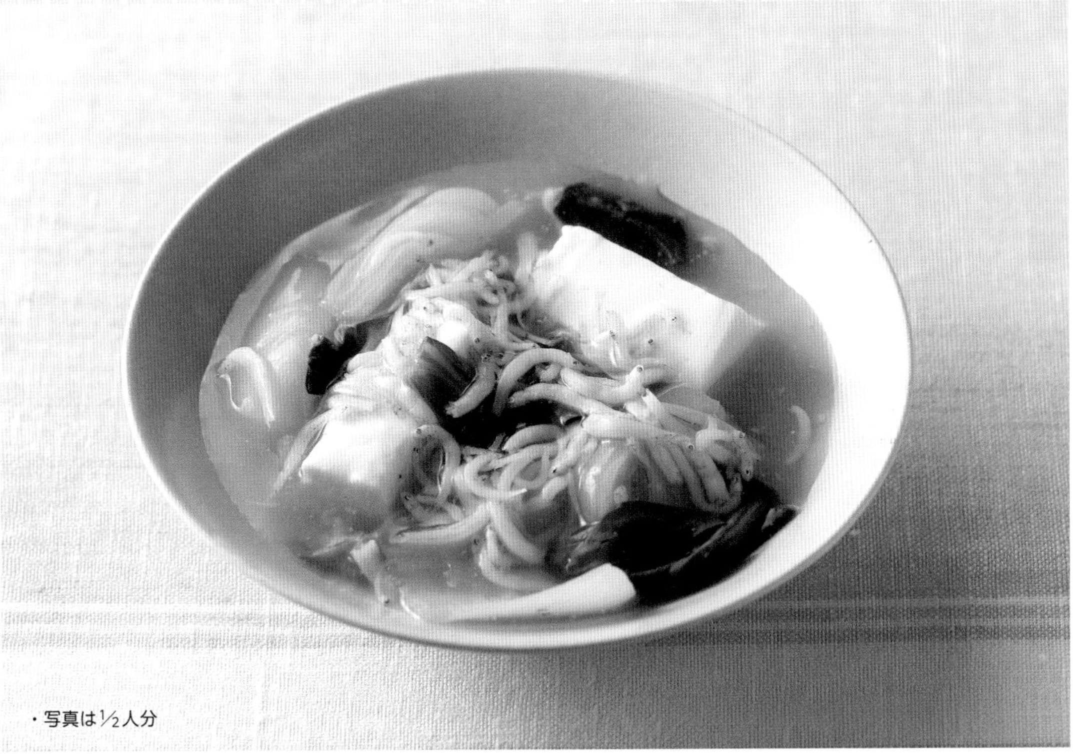

・写真は½人分

豆腐と青梗菜《ちんげんさい》のとろとろシラス煮

豆腐ととろみのある煮汁で、子どもでもつるんと食べやすい！
何度も食べたくなるやさしい味わいです。

材料（2人分）

もめん豆腐……160g
青梗菜……160g
しょうが……½かけ（5g）
ⓐ［水……1½カップ
　 顆粒鶏がらだし★……大さじ½
［かたくり粉……小さじ2
　水……大さじ1
シラス干し……40g

★「丸鶏がらスープ」(味の素㈱) を使用。

[1人分]	カルシウム	ビタミンD
103kcal	213mg	2.4μg
[½人分]	カルシウム	ビタミンD
52kcal	106mg	1.2μg

作り方

1 豆腐は一口大に切る。青梗菜は3cm長さに切り、根元はくし形に切る。しょうがは薄切りにする。

2 なべにⓐを入れて火にかけ、煮立ったら**1**を入れる。中火で5分ほど煮たら、水どきかたくり粉を加えてとろみをつける。シラスを加えてさっと煮る。

Point

シラス干しは、少しずついろいろな料理に使ってカルシウムアップ

イワシの稚魚を加工したシラス干しは、カルシウム、ビタミンDの両方が豊富。いろいろな料理に味出しとして使えるので、少しずつ栄養素をとるのにも役立ちます。シラス干し10gのカルシウム量は28mg、ビタミンDは1.2μgです。

小松菜とコーンのココットグラタン

［1人分］	カルシウム	ビタミンD
206kcal	187mg	0μg

［½人分］	カルシウム	ビタミンD
103kcal	93mg	0μg

豆腐をつぶしたソースは、
ふんわりとした口当たりでやさしい味。
コーンの甘さがアクセント！

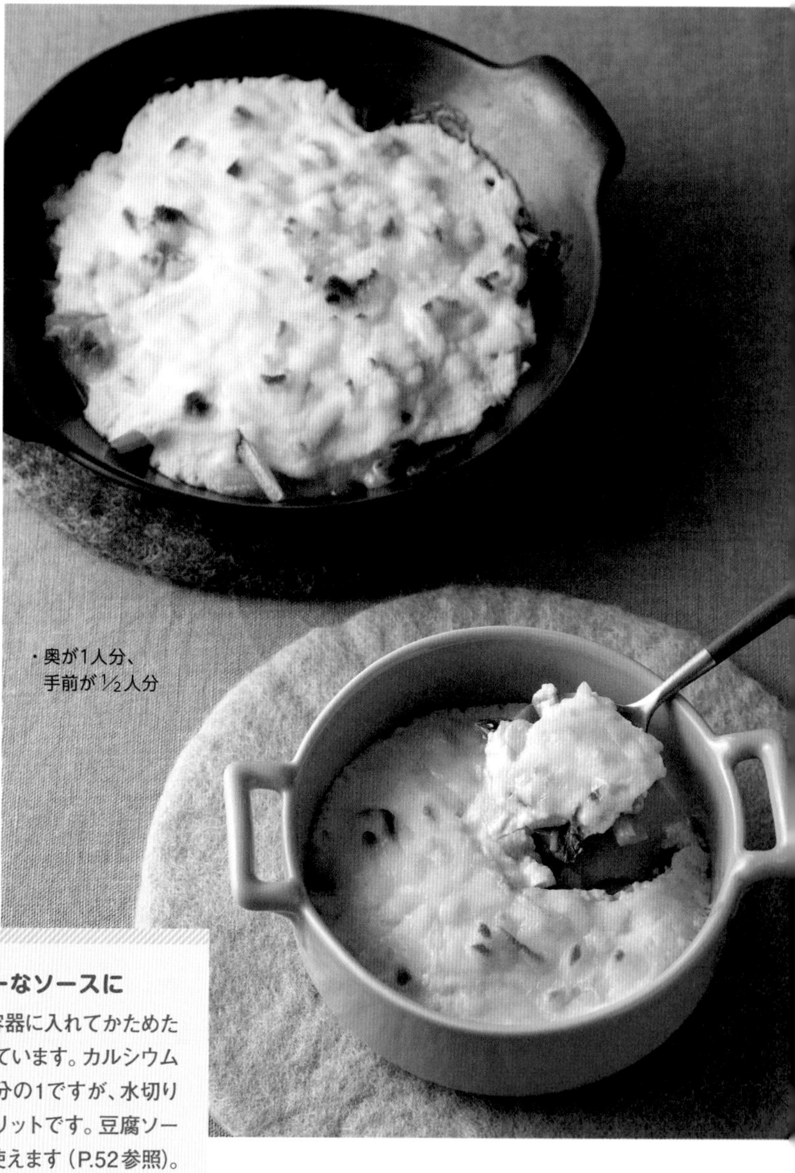

・奥が1人分、
手前が½人分

材料（2人分）

小松菜＊……160g
コーン缶……40g
ロースハム★1……2枚
ⓐ 充填豆腐……300g
ⓐ 顆粒ブイヨン★2……小さじ1
ⓐ 塩、こしょう……各少量
チーズ風シュレッド★3……30g

＊ P.52で紹介した「カット小松菜」を使用。
★1「みんなの食卓® ロースハム」(日本ハム)を使用。
★2「マギー ブイヨン 無添加 アレルギー特定原材料等28 品目不使用」(ネスレ日本) を使用。
★3「豆乳シュレッド」(マルサンアイ) を使用。

作り方

1 小松菜は耐熱容器に入れ、ラップをかけて電子レンジで2分30秒加熱する。ハムは6等分の放射状に切る。
2 ボールにⓐを入れ、泡立て器でなめらかになるまでしっかり混ぜる。
3 耐熱の器に小松菜、コーン、ハムを重ねて入れ、**2**をかけ、チーズ風シュレッドをのせる。オーブントースターで焼き色がつくまで10分焼く。

Point

水分が少ない充填豆腐をクリーミーなソースに

充填豆腐は、豆乳と凝固剤を合わせて容器に入れてかためたもので、パックに豆腐がすき間なく詰まっています。カルシウム量は100gあたり31mgで、木綿豆腐の3分の1ですが、水切り不要で調理でき、保存期間も長いのがメリットです。豆腐ソースのほか、白あえの衣にも、水切りせずに使えます（P.52参照）。

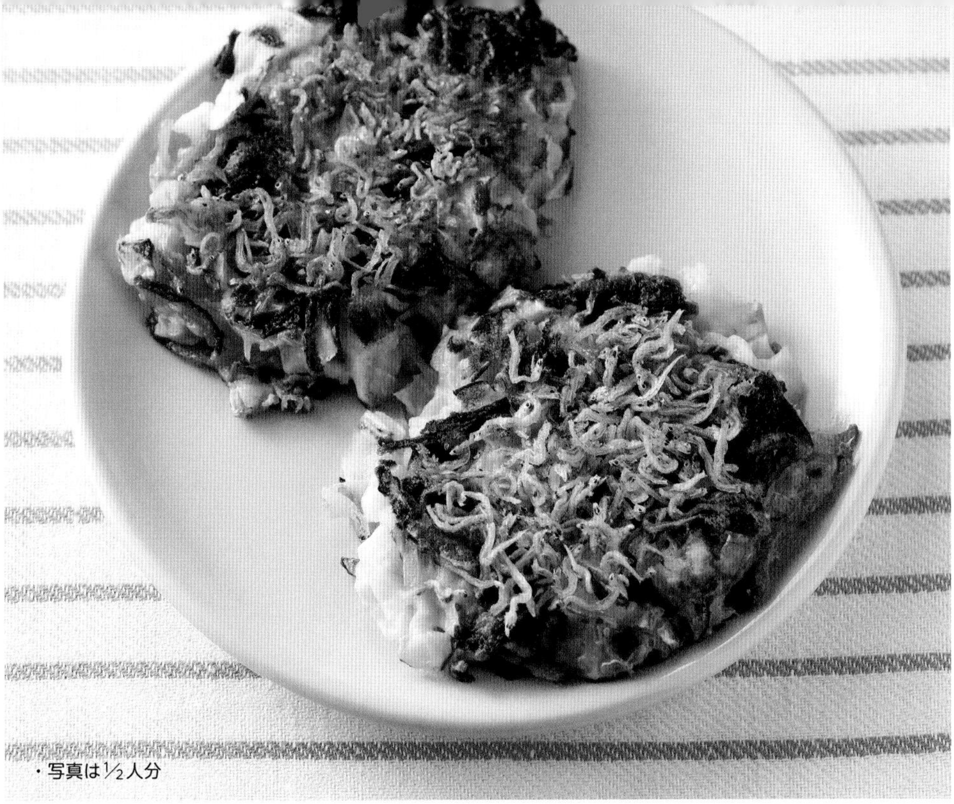

・写真は½人分

じゃことキャベツのぺったん焼き

米粉と豆腐を使って、お好み焼きに似た「粉もの」に。
ちりめんじゃこの香ばしさで何枚でも食べられそう。おやつにもぴったりです。

材料（2人分）

ⓐ
- キャベツ……200g
- にんじん……40g
- 乾燥カットわかめ……4g
- 削りガツオ……4g

ⓑ
- もめん豆腐……200g
- 米粉★……80g
- 水……½カップ
- しょうゆ……小さじ1

- ちりめんじゃこ……30g
- サラダ油……大さじ1

★「米の粉」(共立食品）を使用。

［1人分］	カルシウム	ビタミンD
336kcal	241mg	9.2μg
［½人分］	カルシウム	ビタミンD
168kcal	120mg	4.6μg

作り方

1 キャベツは1cm角に切る。にんじんはせん切りにする。カットわかめはたっぷりの水に20分ほど浸してもどす。水けを絞って細かく切る。

2 ボールにⓑを入れ、泡立て器でなめらかになるまでよく混ぜる。ⓐを加えてよく混ぜ合わせる。

3 フライパンに油を中火で熱し、**2**を⅛量ずつ入れる。丸く形を整え、ちりめんじゃこを⅛量ずつのせる。ふたをして両面を2分ずつ、ときどきフライ返しで押しながら焼き色がつくまで焼く。

Point

豆腐の水けを利用して、もっちりふんわり食感に

今回の生地は豆腐の水けを利用するので、水きりの必要なし。米粉と混ぜることでもっちりしながら、軽い食感に仕上がります。ホットプレートで焼きながら食べても盛り上がります。

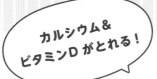

子どもが喜ぶ料理

食卓に大好きな料理があれば、気分も食欲もアップ。
「また作って」と言われることまちがいなしの人気料理をご紹介します。

しょうゆラーメン

［1人分］	カルシウム	ビタミンD
434kcal	63mg	0.4μg
［½人分］	カルシウム	ビタミンD
217kcal	32mg	0.2μg

手作りのラーメンスープは、驚くほど手軽に作れて、味も絶品！
煮干し粉の風味がおいしさの秘訣《ひけつ》です。

材料（2人分）

	中華めん（小麦不使用のもの）★1	2玉
	豚しゃぶしゃぶ用肉	80g
ⓐ	水	3カップ
ⓐ	しょうゆ	大さじ1
ⓐ	顆粒鶏がらだし★2	小さじ2
ⓐ	煮干し粉	小さじ2
ⓐ	こしょう	少量
	小ねぎ（小口切り）	大さじ2
	焼きのり	全型½枚

★1「グルテンフリーラーメンウェーブ」（小林生麺）を使用。
★2「丸鶏がらスープ」（味の素㈱）を使用。

作り方

1 なべにⓐを入れて中火にかけ、煮立ったら弱火にし、豚肉を入れて色が変わるまでさっとゆでてとり出す。のりは4等分に切る。
2 別のなべにたっぷりの湯を沸かし、中華めんを袋の表示通りにゆでて湯をきる。
3 器2つに半量ずつ、1の汁を入れ、2のめんを入れる。豚肉、のり、小ねぎをのせる。

Point

味も栄養も大満足！ 体にやさしいラーメンスープ

家でおいしいラーメンスープを作るコツは、具材の豚肉、顆粒鶏がらだし、煮干し粉の3つのうま味を合わせること。煮干し粉から、骨づくりに必要な栄養素もしっかりとれます。

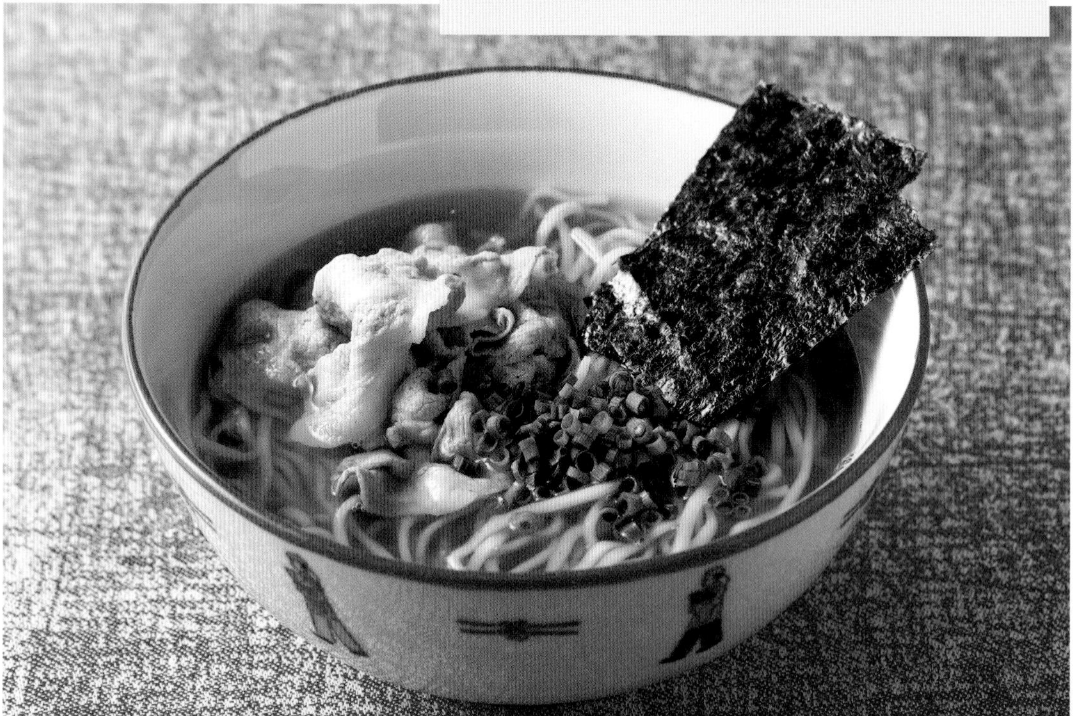

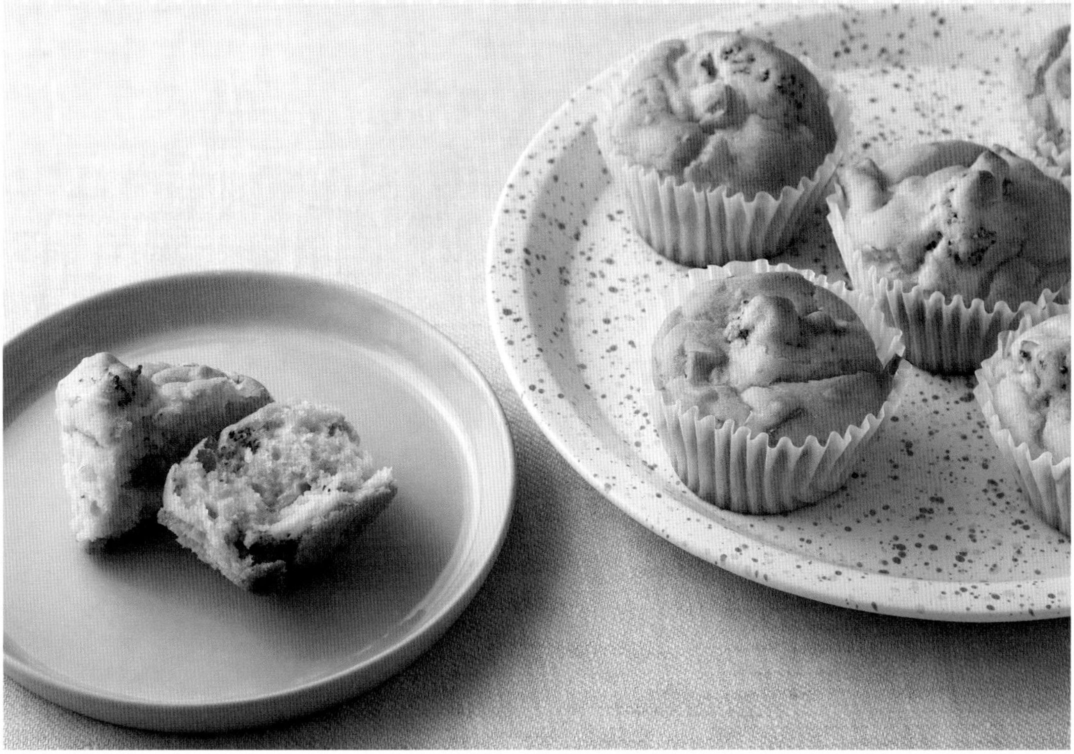

ケークサレ

[1個分]	カルシウム	ビタミンD
173kcal	24mg	0.4μg

ケークサレは甘味の少ないおかずケーキ。
いろいろな食材が食べられて、朝ごはんやおやつにおすすめです。

材料（直径4～5cmのカップ6個分）

ⓐ
- 米粉★1……70g
- ホワイトソルガム粉……30g
- きび砂糖……20g
- ベーキングパウダー……小さじ½
- 塩……少量

ⓑ
- 無調整豆乳……100g
- オリーブ油……50g

- ブロッコリー、赤パプリカ……各30g
- シラス干し……20g
- チーズ風シュレッド★2……20g

★1「米の粉」（共立食品）を使用。
★2「豆乳シュレッド」（マルサンアイ）を使用。

作り方

1 ブロッコリーは1～2cm角、パプリカは1cm角に切る。
2 大きめのボールにⓐを入れ、泡立て器で混ぜる。
3 別のボールにⓑを入れてなめらかになるまで混ぜる。
4 **2**に**3**を加え、泡立て器で粉っぽさがなくなるまでよく混ぜ、**1**、シラス干し、チーズ風シュレッドを加え、ゴムべらで混ぜる。
5 型に等分に入れ、180℃に予熱したオーブンで30分焼く。

Point

ホワイトソルガムでおいしく栄養アップ！

ホワイトソルガムはイネ科のたかきびの一種。鉄、マグネシウムなどのミネラル、食物繊維が豊富です。グルテンを含まないので、小麦アレルギーでも安心。味にくせがなく、小麦粉の代用として幅広い料理に使えます。

厚揚げキーマカレー

［1人分］	カルシウム	ビタミンD
684kcal	238mg	0.3μg
［½人分］	カルシウム	ビタミンD
342kcal	119mg	0.2μg

厚揚げは小さいさいころ状に切るとカレー味がしっかりからみ、ひき肉とのなじみもよくなります。

材料（2人分）

厚揚げ……160g
豚ひき肉……160g
玉ねぎ（みじん切り）……小½個（80g）
にんじん（みじん切り）……40g
おろししょうが……½かけ分（5g）
サラダ油……小さじ2
ⓐ トマトジュース……1カップ
ⓐ 水……½カップ
カレールー（乳・小麦不使用のもの）★……40g
温かいごはん……300g

★「特定原材料7品目不使用　はじめて食べるバーモントカレー＜やさしい甘口＞」（ハウス食品）を使用。

作り方

1 厚揚げは7～8mm角に切る。
2 フライパンに油を中火で熱し、玉ねぎ、にんじん、しょうがを入れていためる。しんなりとなったらひき肉を加え、焼き色がつくまでいためる。1を加え、さらにいためる。
3 ⓐを加えて10分煮て火を消し、カレールーを加えてよく混ぜる。再び中火にかけて5分煮る。
4 器にごはんを盛り、3をかける。

Point

子どもの好きなカレーに大豆製品をたっぷりと

カレーライスにひき肉と同量の厚揚げを使って、カルシウムを大幅アップ！ 大豆製品をたっぷり食べられるメニューです。大人は味のアクセントにあらびき黒こしょうをふってもよいでしょう。

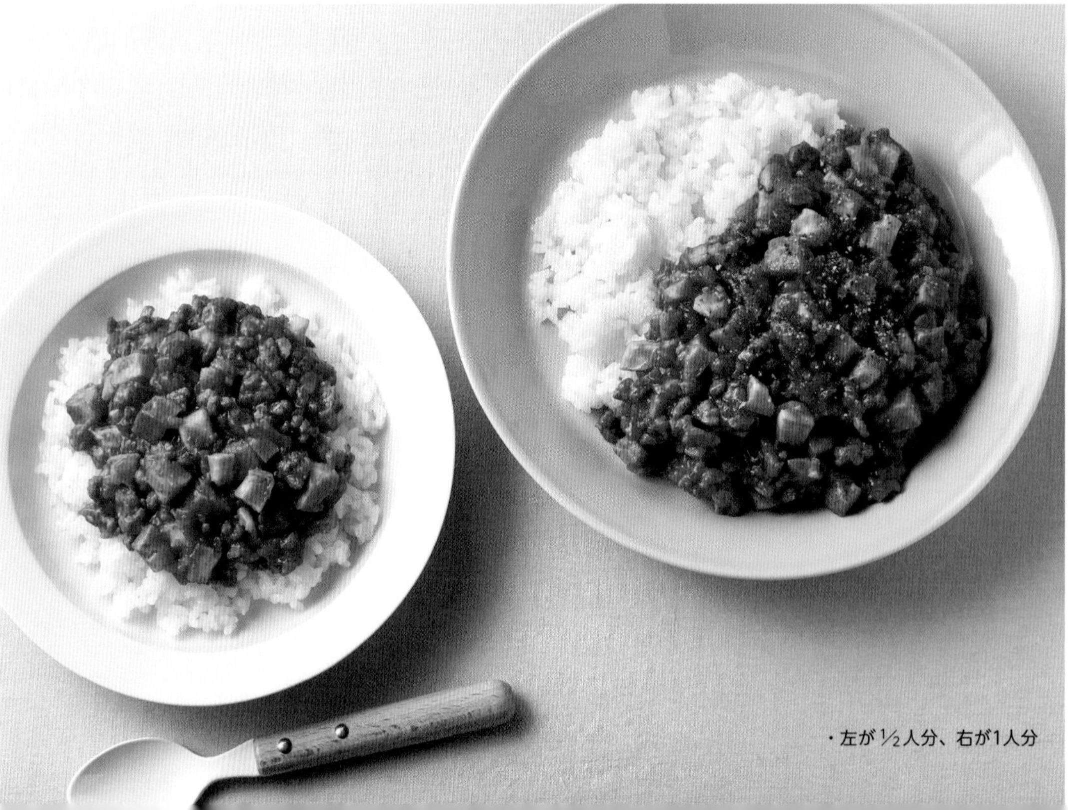

・左が½人分、右が1人分

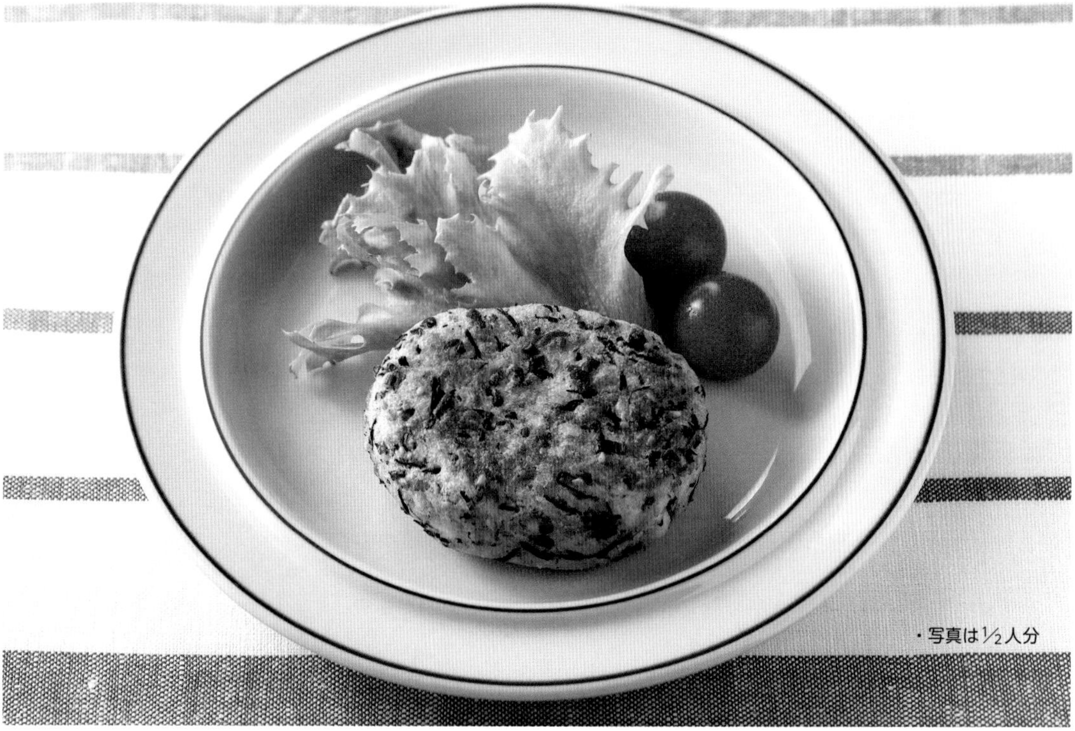

・写真は½人分

ひじき入りじゃがバーグ

[1人分]	カルシウム	ビタミンD
230kcal	156mg	0.1μg
[½人分]	カルシウム	ビタミンD
115kcal	78mg	0.1μg

じゃが芋入りで外はカリッ、中はしっとり。
小さい子どもでも食べやすく、満腹感のある一品です。

材料（2人分）

豚ひき肉……50g
芽ひじき＊……乾8g
じゃが芋……小3個（250g）
ⓐ［しょうゆ、みりん……各大さじ½
ⓑ［いり白ごま……大さじ2
　 小ねぎ（小口切り）……7～8本（30g）
無調整豆乳……½カップ
サラダ油……小さじ1
フリルレタス、ミニトマト……各適量

＊P.48で紹介した「ゆでひじき」70gを使ってもよい。

作り方

1 ひじきは水でもどす（P.48参照）。フライパンを中火で熱し、ひき肉を入れていため、色が変わったらひじきを加えていためる。ⓐを加えて味をつけ、火を消し、ⓑを加えて混ぜる。
2 じゃが芋はラップに包んで電子レンジで5分加熱する。皮をむいてボールに入れ、マッシャーなどでつぶす。
3 **2**に**1**を加えて混ぜ、豆乳も加えてまとめやすいかたさに調整し、4等分して小判形に整える。
4 魚焼きグリルにアルミホイルを敷き、**3**をのせて表面に油を塗る。強めの中火で焼き色がつくまで10分焼く。器に盛り、レタスとミニトマトを添える。

カルシウム＆
ビタミンDがとれる！

具だくさんの汁物

豆たっぷりミネストローネ

大豆と野菜の栄養たっぷり。
おかず代わりになるので、
多めに作っておくと時間がない日の
朝ごはんに重宝します。

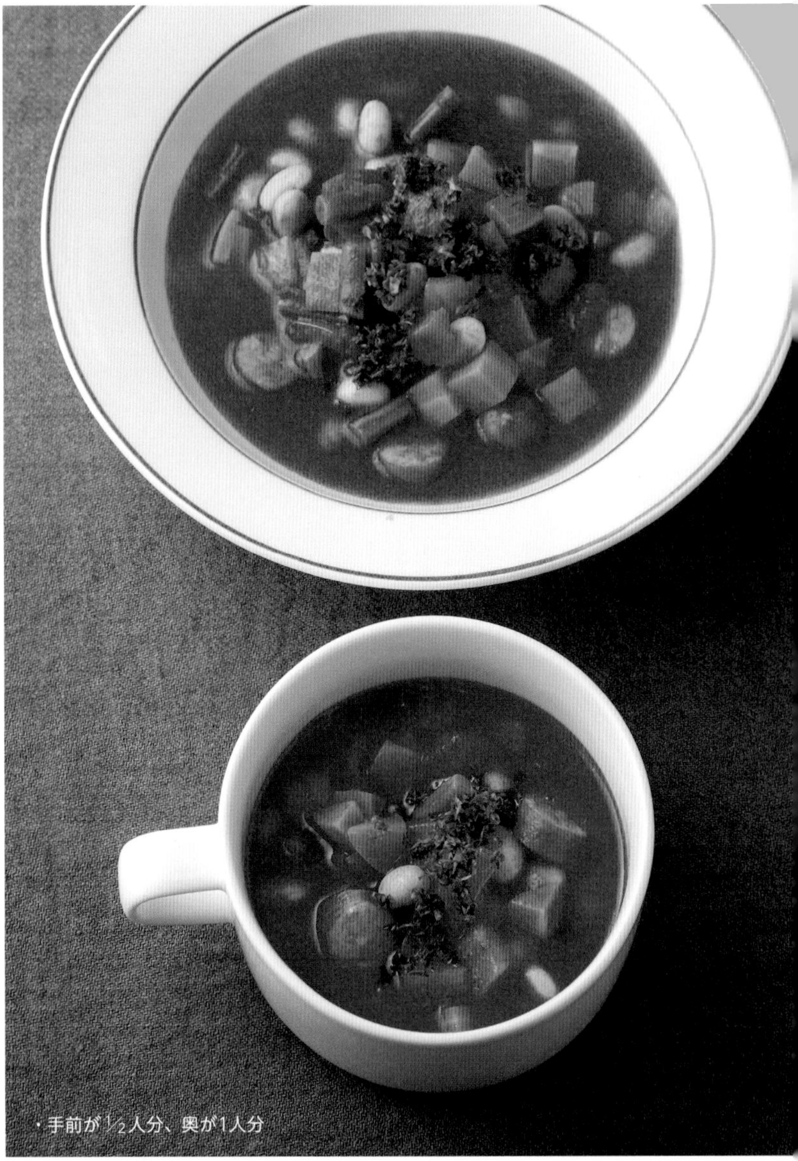

・手前が½人分、奥が1人分

材料（2人分）

大豆（水煮）……………………… 50g
玉ねぎ……………………¼個（50g）
にんじん…………………⅓本（50g）
さやいんげん………………3本（30g）
ウインナソーセージ★1 ………3本（40g）
ⓐ
- 水 ………………………… 1カップ
- トマト水煮缶（カットタイプ）……………… ¼缶（100g）
- 顆粒ブイヨン★2 ………… 小さじ¼

塩、こしょう…………………… 各少量
オリーブ油…………………… 大さじ1
パセリ（みじん切り）………… 小さじ2

★1「みんなの食卓® 小さなシャウエッセン」（日本ハム）を使用。
★2「マギー ブイヨン 無添加 アレルギー特定原材料等28品目不使用」（ネスレ日本）を使用。

作り方

1 玉ねぎ、にんじん、さやいんげん、ソーセージは1cm角に切る。
2 なべにオリーブ油を中火で熱し、玉ねぎ、にんじん、ソーセージを入れて2分いためる。ⓐ、大豆、いんげんを加え、煮立ったら弱火にして10分煮込む。
3 野菜がやわらかくなったら、塩とこしょうで味をととのえ、器に盛ってパセリをふる。

［1人分］	カルシウム	ビタミンD
181kcal	56mg	0.1μg
［½人分］	カルシウム	ビタミンD
91kcal	28mg	0μg

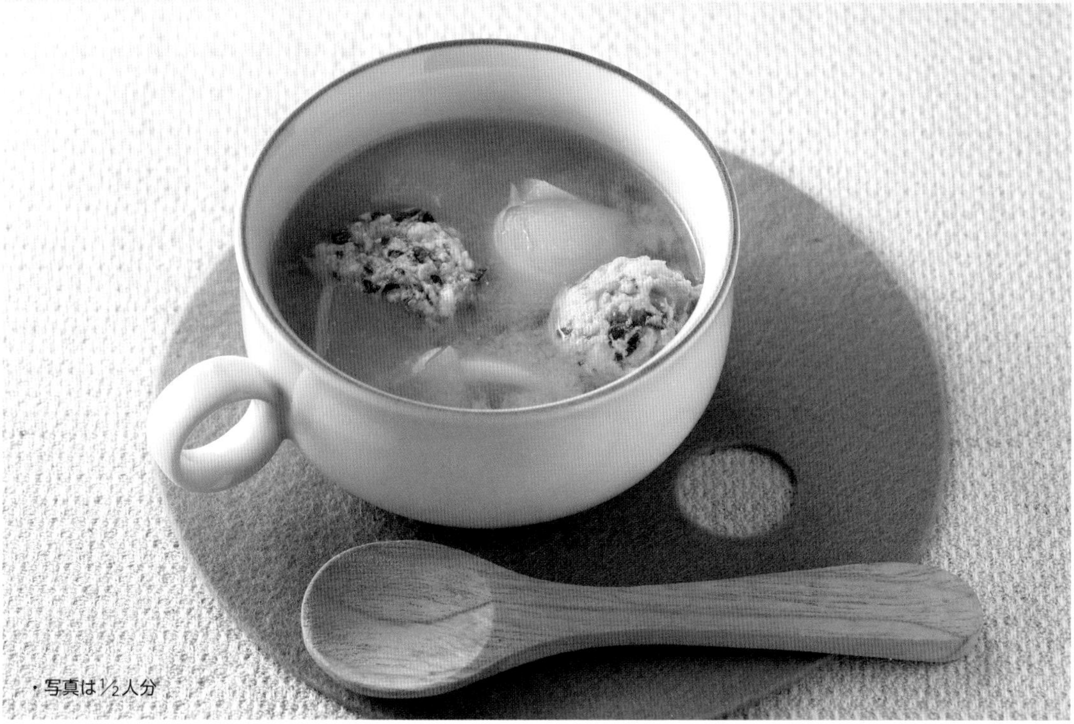
・写真は1/2人分

かぶの葉入り肉団子とかぶのみそ汁

かぶの葉は子どもでも食べやすいように、肉団子に混ぜ込んで。
かぶの甘さと鶏ひき肉がよく合います。

材料（2人分）

ⓐ
- 鶏ひき肉……120g
- もめん豆腐……80g
- 塩……小さじ1/6

かぶの葉……40g
かぶ……2個（150g）
だし……360mL
みそ……大さじ1 1/3

作り方

1 かぶの葉は熱湯でゆで、水にとってさます。水けを絞って、みじん切りにする。かぶは皮つきのまま6〜8等分のくし形に切る。
2 ボールにⓐを入れて手で粘りが出るまで練り、かぶの葉を加えて混ぜる。
3 なべにだしとかぶを入れ、中火にかけ、煮立ったら**2**を1/8量ずつスプーンですくい入れ、ふたをして10分煮る。
4 みそをとき入れ、煮立ったら火を消す。

［1人分］	カルシウム	ビタミンD
174kcal	113mg	0.1μg
［1/2人分］	カルシウム	ビタミンD
87kcal	56mg	0μg

Point

かぶは葉まで残さず活用してカルシウムアップ！

カルシウムを多く含む青菜をじょうずに活用するのもカルシウムアップの秘訣《ひけつ》。かぶの葉は10gあたり25mgのカルシウムがとれます。ビタミンやミネラルが豊富なのも、成長期の子どもにはうれしいところ。

切り干し大根とアサリ缶の煮物

アサリのうま味がしみて箸《はし》が進む！

材料（作りやすい分量）

切り干し大根＊……乾20g
アサリ水煮缶……1缶（130g）
にんじん……¼本（40g）
ⓐ［砂糖、しょうゆ…各小さじ2
　 水……150ml
青のり……適宜

＊P.46で紹介した「切り干し大根のもどし」80gを使ってもよい。

保存 保存容器に入れ、冷蔵で3〜4日可能。

作り方

1 切り干し大根は水でもどし（P.46参照）、水けを絞って3cm長さに切る。にんじんはせん切りにする。
2 なべに**1**、アサリ缶の缶汁、ⓐを入れて中火にかけ、煮立ったら弱火にして15分煮る。
3 アサリを加えて5分煮る。火を消して10分ほどおき、味を含ませる。器に盛り、好みで青のりをふる。

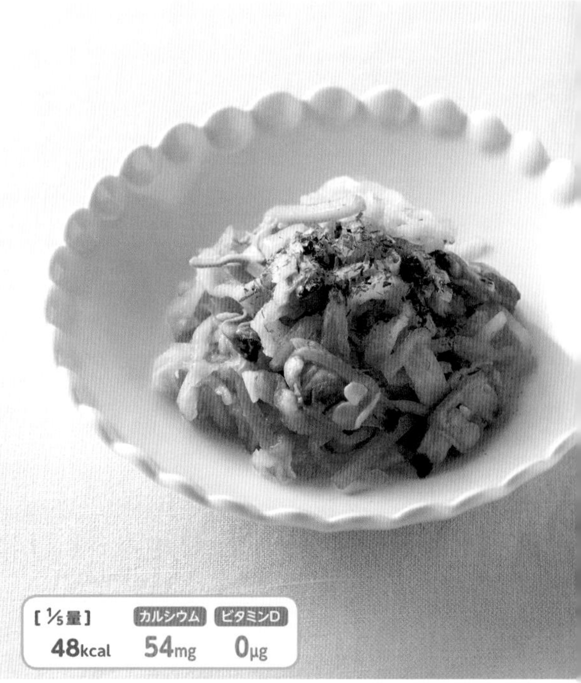

［⅕量］48kcal　カルシウム 54mg　ビタミンD 0μg

シラスのオイル漬け

パスタや野菜いためにに油ごと使えます。

材料（作りやすい分量）

シラス干し……200g
オリーブ油……½カップ
にんにく……1かけ（10g）

保存 保存容器に入れ、冷蔵で2週間可能。

作り方

1 にんにくはみじん切りにする。
2 フライパンにオリーブ油、にんにくを入れて中火にかけ、香りが立ってきたらシラス干しを入れ、全体が熱くなるまで加熱する。
3 保存容器に油ごと入れ、あら熱をとってふたをする。

＊容器に入れた状態でシラスが油に浸るよう、足りなければオリーブ油を足す。

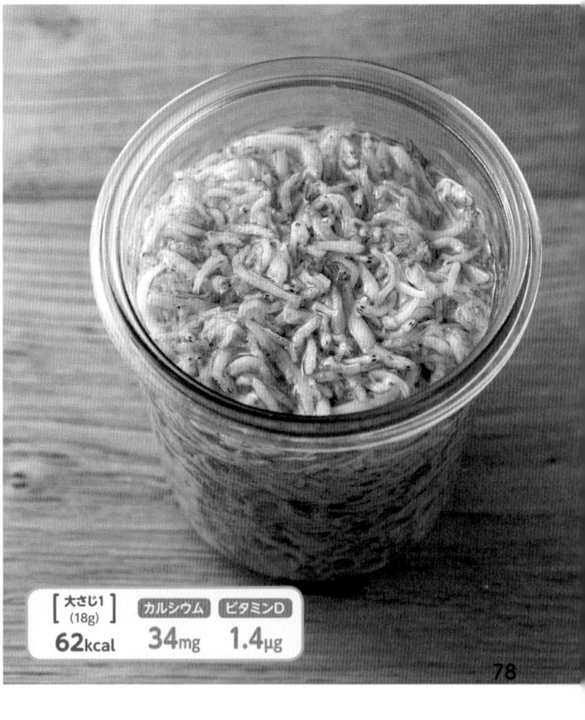

［大さじ1（18g）］62kcal　カルシウム 34mg　ビタミンD 1.4μg

カルシウムの豊富な副菜やふりかけなどをまとめて作っておくと、
毎日の食卓にちょこちょこプラスして、手軽にカルシウムを補給することができます。

蒸し大豆と煮干しの甘辛スナック

食べだしたら止まらない、カルシウムたっぷりおやつ。

材料（作りやすい分量）

煮干し（丸ごと食べられるもの）……20g
蒸し大豆……100g
かたくり粉……小さじ2
ⓐ［砂糖、しょうゆ、酢……各小さじ1
いり白ごま……小さじ1
青のり……小さじ1/2
サラダ油……小さじ2

保存 保存容器に入れ、冷蔵で5～6日可能。

作り方

1 フライパンに煮干しを入れ、中火でカリッとするまでからいりし、とり出してさます。
2 蒸し大豆はかたくり粉をしっかりまぶす。
3 フライパンに油を中火で熱し、**2**を入れ、転がしながら、全体がカリッとするまで4～5分いためる。
4 ⓐを加えて手早く混ぜ、**1**、ごまを加えてよく混ぜ、仕上げに青のりをふる。

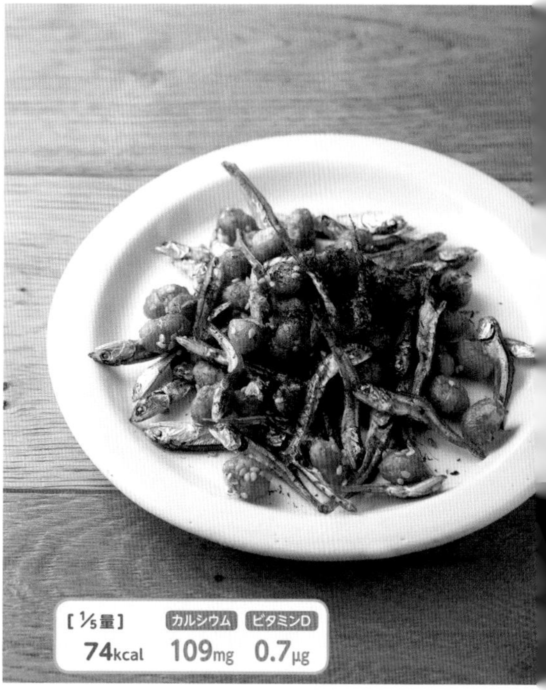
[1/5量]
カルシウム
ビタミンD
74kcal
109mg
0.7μg

サケ缶と小松菜のおからふりかけ

ごはんや冷ややっこ、サラダなどにのせて。

材料（作りやすい分量）

サケ水煮缶……1缶（180g）
小松菜……80g
しょうゆ……小さじ1
ⓐ［乾燥おから★……15g
　 いり白ごま……大さじ1
サラダ油……小さじ2
★「おからパウダー」（さとの雪食品）を使用。

保存 保存容器に入れ、冷蔵で5～6日可能。

作り方

1 小松菜はみじん切りにする。
2 フライパンに油を中火で熱し、**1**を入れていため、しんなりとなったらサケ缶を缶汁ごと加え、サケをつぶしながら水分をとばすようにいためる。
3 サケがパラパラになったらしょうゆを加え混ぜ、火を消し、ⓐを加えてよく混ぜる。

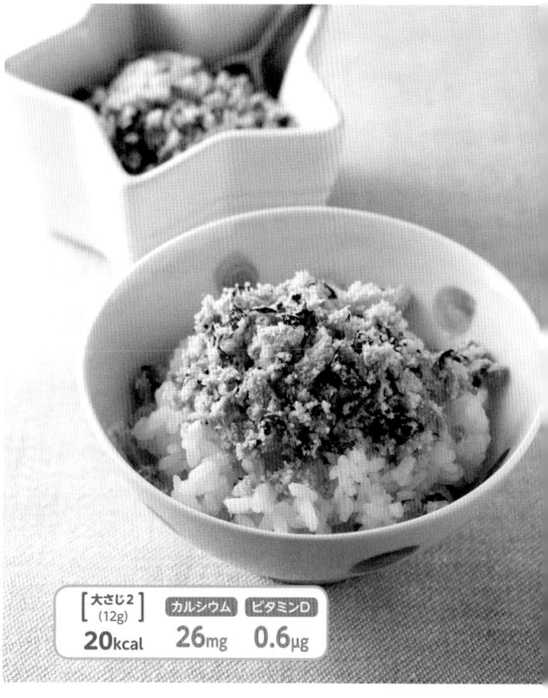
[大さじ2 (12g)]
カルシウム
ビタミンD
20kcal
26mg
0.6μg

ドレッシングはまとめて手作りしておくと便利。
カルシウムがとれる食材を使ったアイデアレシピです。

手作りドレッシング

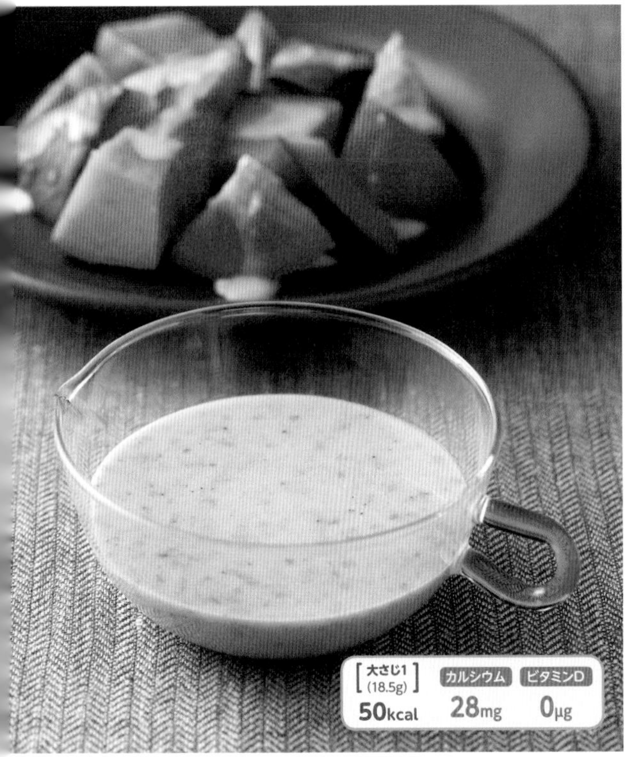

[大さじ1 (18.5g)] 50kcal　カルシウム 28mg　ビタミンD 0μg

ごま豆乳ドレッシング

濃厚な味わい。肉や魚に合わせてもおいしい。

材料（作りやすい分量）

ⓐ
- 無調整豆乳……大さじ4
- すり白ごま……大さじ3
- 酢……大さじ2
- 砂糖……大さじ1
- しょうゆ……小さじ1
- 塩……少量

サラダ油……大さじ2

作り方

ボールにⓐを入れて泡立て器でよく混ぜる。サラダ油も加え、なめらかになるまでよく混ぜる。

保存　保存容器に入れ、冷蔵で3～4日可能。

煮干し粉入り和風ドレッシング

あえ物や冷しゃぶのたれにもおすすめのさっぱり味。

材料（作りやすい分量）

煮干し粉、めんつゆ（3倍濃縮タイプ）★、酢……各大さじ1
おろししょうが……½かけ分（5g）
サラダ油……大さじ2

★「四穀つゆ」（にんべん）を使用。

作り方

保存びんにすべての材料を入れ、ふたをして振ってよく混ぜる。

保存　保存容器に入れ、冷蔵で3～4日可能。

[大さじ1 (17g)] 64kcal　カルシウム 34mg　ビタミンD 0.3μg

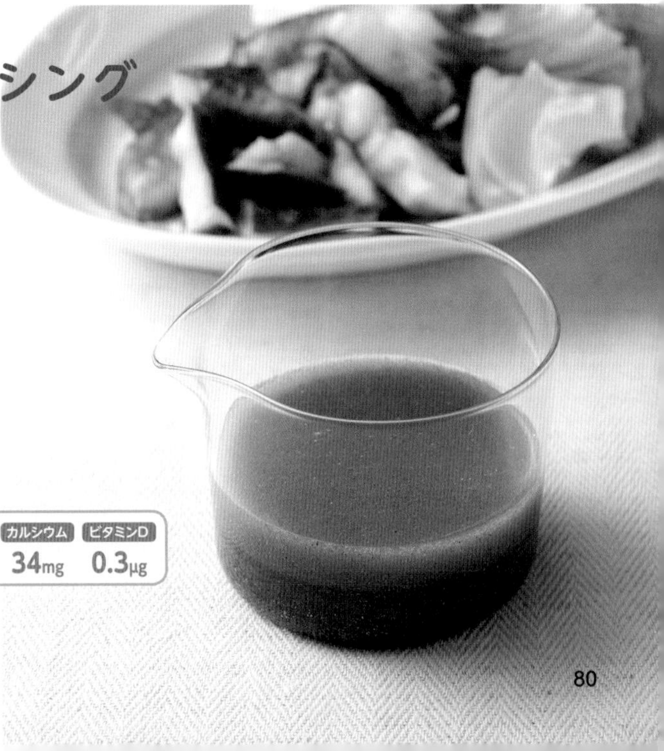

役立つ小ワザ！

カルシウム&ビタミンDストック

15ページで紹介したサクラエビ、ちりめんじゃこなどの乾物をはじめ、便利な食材を常備しましょう。

「手作り煮干し粉」で、おいしく手軽にカルシウム補給

Ca ビタミンD

煮干し粉は、料理にぱらりとふりかけるだけで、カルシウムをちょい足しできる便利食材です。市販品でもよいのですが、手作りすると臭みや苦味が気にならず、風味が増しておいしいのでおすすめです。

おいしさの秘《ひ》訣《けつ》は、「まるごと食べられる煮干し」を使うこと※。細かく粉砕するほど舌ざわりがよくなり、いろいろな料理ともなじんで使いやすく、味わいも深めてくれます。

※だし用の煮干しを使う場合は、頭と内臓を除くとよい。

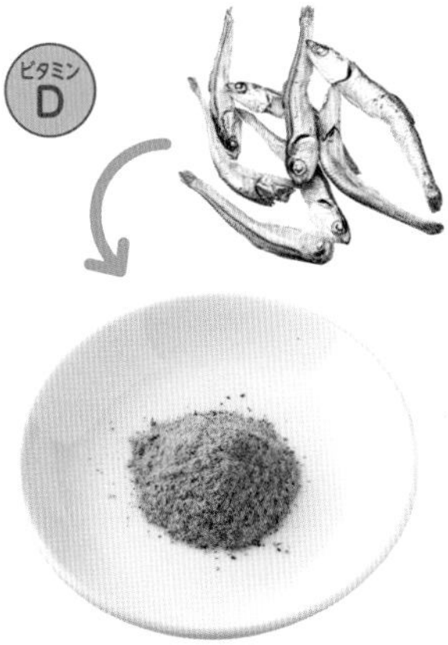

「手作り煮干し粉」の作り方

1 フライパンに煮干しを入れて中火にかけ、カリッとするまでからいりし、とり出して冷ます。

2 ミルミキサーに1を入れて十二分に撹拌《かくはん》し、細かい粉末にする。

干ししいたけは「もどしながら冷蔵」が便利！

ビタミンD

ビタミンDが豊富な干ししいたけは、もどすのに時間がかかるので、使いたいときにすぐに使えないのが難点。そこで、水といっしょにポリ袋に入れて冷蔵庫に入れておく「もどしながら冷蔵」がおすすめです。これなら、必要な分だけをとり出してすぐ使えます。

干ししいたけのもどし方

1 ポリ袋に干ししいたけを入れ、浸るくらいの水を注ぐ。

2 袋の空気を抜いて口を縛る。冷蔵庫に入れ、できれば一晩かけてゆっくりもどす。

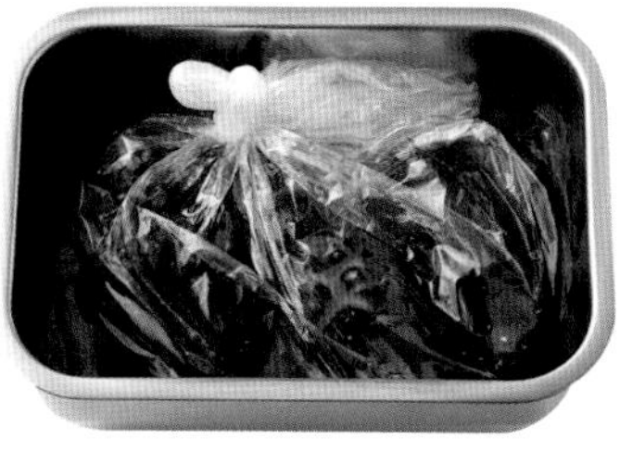

料理にすぐ使えるドライパックや缶詰め

Ca ビタミンD

蒸し大豆やゆでひじきは、保存がきいてすぐに使えるドライパックや缶詰めが便利。加熱済みなので、サラダやあえ物にそのまま使ったり、煮物やいため物に加えたりして、手軽にカルシウムアップできます。

カルシウム、ビタミンD、たんぱく質がすべてそろった魚の水煮缶詰めも、常備しておきたい食材です。

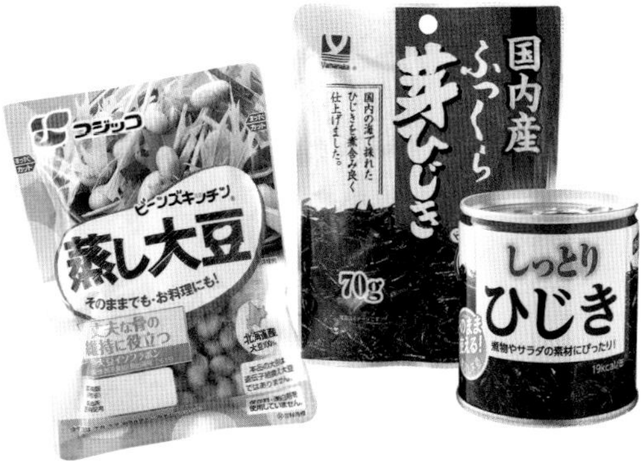

かしこく活用!

食物アレルギーがある人に便利な市販品

毎日の食事作りに役立つ食品

めん類、ミックス粉、パンなど、アレルギー対応の市販品を使えば、食事メニューの幅がぐっと広がります。

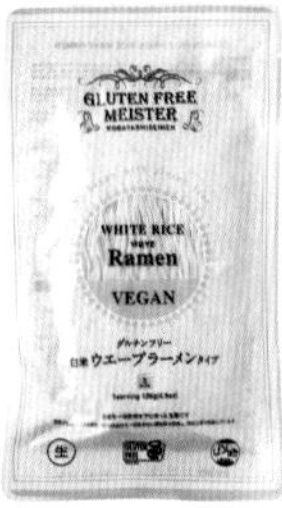

グルテンフリーラーメンウェーブ(小林生麺)

国内産の米粉を使った、グルテンフリーラーメン。ツルツルした食感で、のどごしも風味もGOOD! 米粉専用工場で製造しています。

三穀deパスタ(創健社)

「きび・あわ・ひえ」が主原料のグルテンフリーパスタ。小麦粉やそば粉を使用していない専用工場で生産しています。

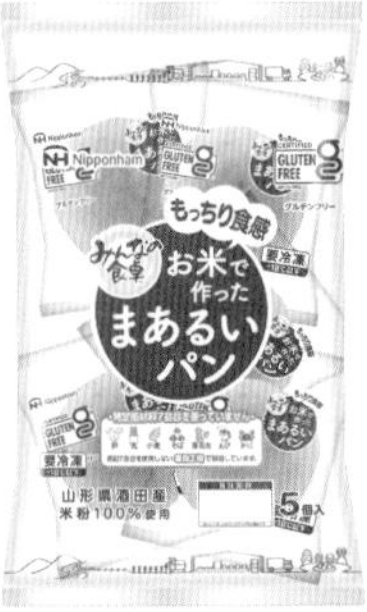

みんなの食卓® お米で作ったまあるいパン(日本ハム)

山形県産米粉100%使用。もっちりとした食感の米粉パンです。食物アレルギー対応専用工場で製造。

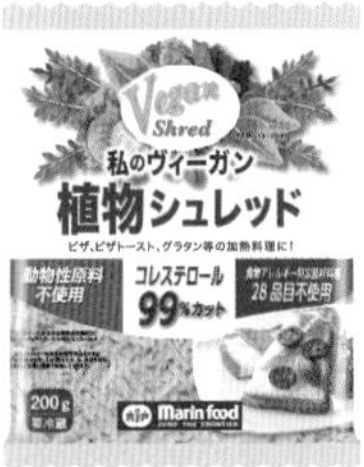

私のヴィーガン植物シュレッド(マリンフード)

ヴィーガン(ベジタリアン)にも対応した、動物性原料不使用のチーズ風シュレッド。

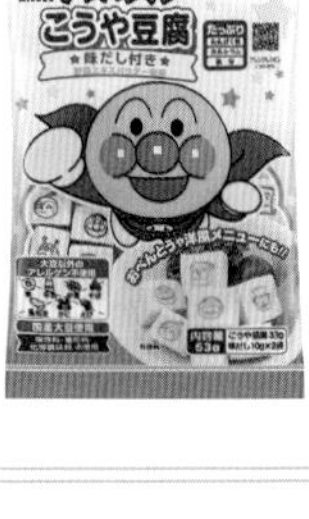

アンパンマンこうや豆腐(みすずコーポレーション) ※大豆使用

子どもが喜ぶかわいい凍り豆腐。添付の調味料も、大豆以外の特定原材料等は不使用。

©やなせたかし/フレーベル館・TMS・NTV

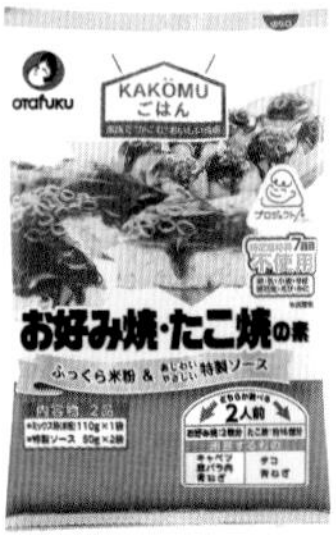

お好み焼たこ焼の素2人前 7大アレルゲン不使用(オタフクソース)

米粉を使ったミックス粉。水の量を変えれば、お好み焼きもたこ焼きも作れます。

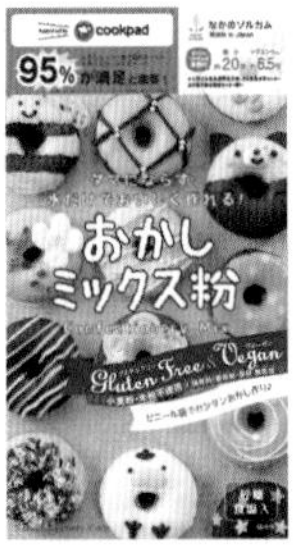

ホワイトソルガムのおかしミックス粉(中野産業)

ダマにならない、白たかきびのミックス粉です。卵・乳なし、水だけでもおいしいお菓子が作れます。専用工場で製造。

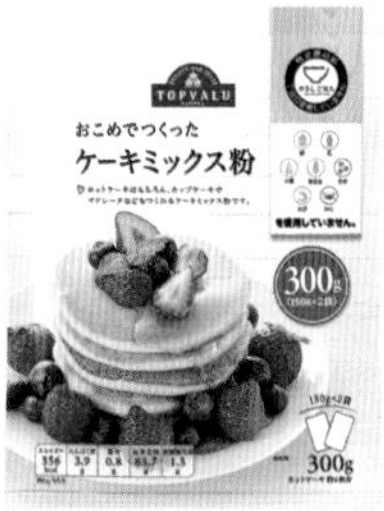

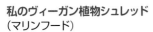

トップバリュ おこめでつくったケーキミックス粉(イオン)

小麦粉の代わりに米粉を使ったミックス粉。ホットケーキはもちろん、お菓子作りにも。

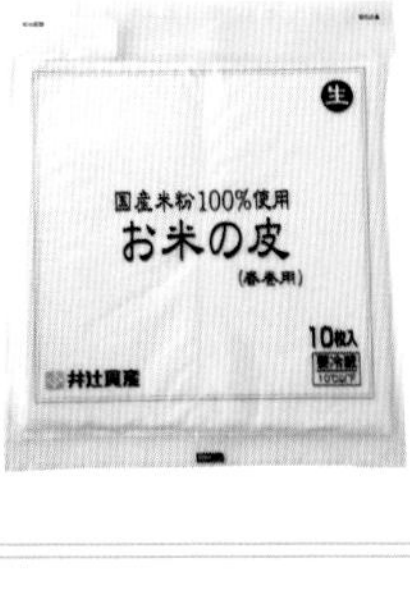

お米の皮 春巻用(井辻食産)

小麦粉を使わず国産米粉を100%使用した春巻きの皮。パリッと仕上がります。

※ここで紹介する市販の加工食品は、アレルギー表示の明らかなものです(2022年10月現在)。商品の原材料やパッケージは予告なく変更されることがあります。購入ごとに原材料とアレルギー情報を確認してください。

※同じ製造ラインのほかの商品で特定原材料等を使用している場合もあります。原材料表示をよく確認し、重症の人は医師に相談してください。

食事作りは、市販品も活用して無理なく続けましょう。
食物アレルギーに配慮した商品は、
スーパーで購入できるものも増えてきていますし、
オンラインショップでも販売されています。

時間がないときのお助け食品

冷凍やレトルトなど、すぐに使える便利な食品を用意しておくと、食事の準備がぐっと楽になります。

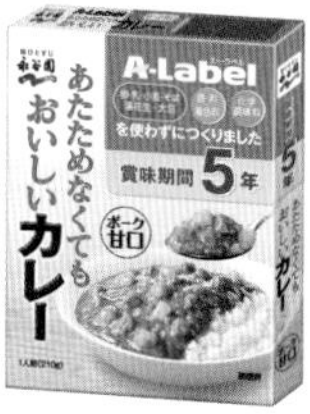

エー・ラベル あたためなくても おいしいカレー 甘口 5年保存
(永谷園) ※豚肉使用

温めずそのままごはんにかけてもおいしく食べられます。外出時や保存食にも便利です。厳重に管理された体制のもとで製造。

みんなの食卓® ごちそうハンバーグ
(日本ハム) ※豚肉使用

食べごたえのあるやわらかなハンバーグで、夕食にもぴったり。食物アレルギー対応専用工場で製造しています。

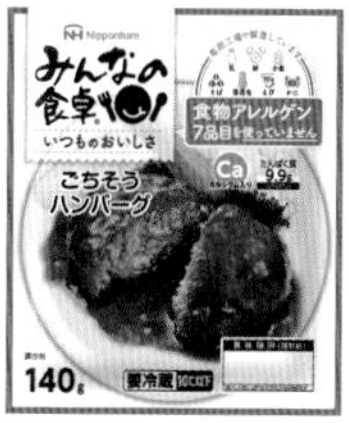

米粉でつくったギョーザ
(味の素冷凍食品)
※ごま・大豆・鶏肉・豚肉使用

皮に小麦粉を使わず、米粉を使ったギョーザ。油・水なしできれいに焼けます。

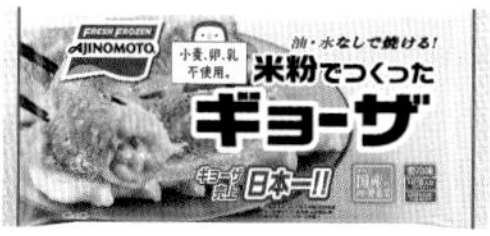

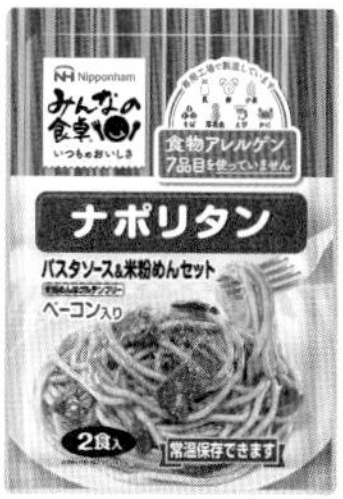

みんなの食卓 ® ナポリタンセット
(日本ハム) ※豚肉使用

パスタソースと米粉めんのセットで、ナポリタンが手軽に作れます。食物アレルギー対応専用工場で製造。

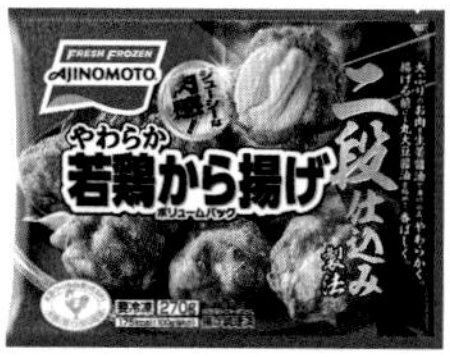

やわらか若鶏から揚げ ボリュームパック(味の素冷凍食品)
※大豆・鶏肉使用

特製二段仕込みで仕上げたじゅわっと香ばしいから揚げです。お弁当にも。

特定原材料 7品目不使用 シチューミクス<クリーム>
(ハウス食品) ※豚肉・鶏肉使用

原料と製法のくふうで、自然なとろみとまろやかさが楽しめる、粉末タイプのルーシチューです。

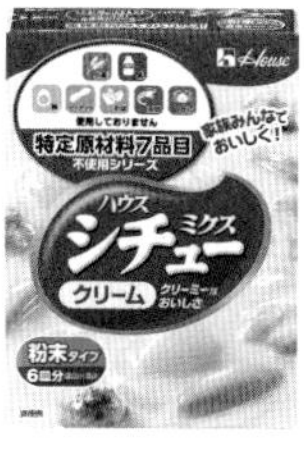

トップバリュ 野菜と米ピューレで つくったパスタソース
(トマトクリーム)(イオン)

野菜と米ピューレを使ったクリーミーなソース。温めるだけの手軽なレトルトタイプです。

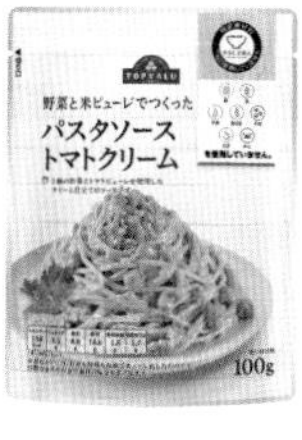

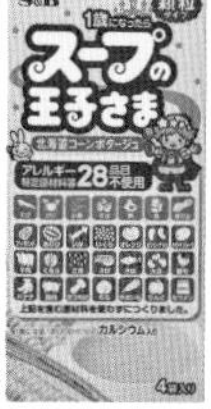

スープの王子さま 顆粒
(アレルギー特定原材料等 28 品目不使用)
(エスビー食品)

北海道産コーン使用。やさしい味わいの顆粒タイプのポタージュ。1食に牛乳1本(200mL)分のカルシウム入り。

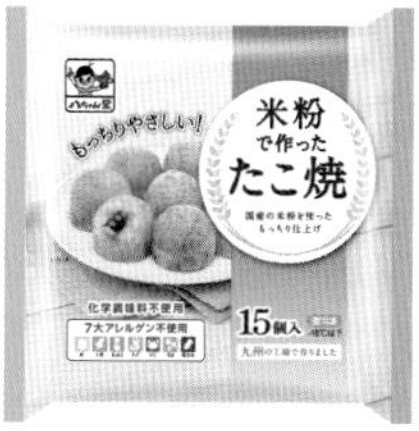

米粉で作ったたこ焼 15 個
(八ちゃん堂) ※大豆使用

原材料の安心感にも配慮したたこ焼。紅しょうがが入っていないので子どもも食べやすい。

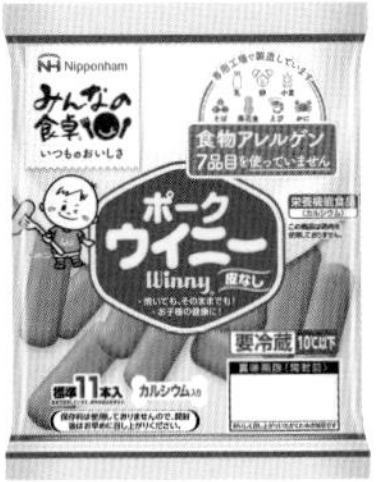

みんなの食卓® ポークウイニー（日本ハム）
※豚肉使用

豚肉をほそびきし、やわらかな食感に仕上げた皮なしのウインナソーセージ。食物アレルギー対応専用工場で製造。

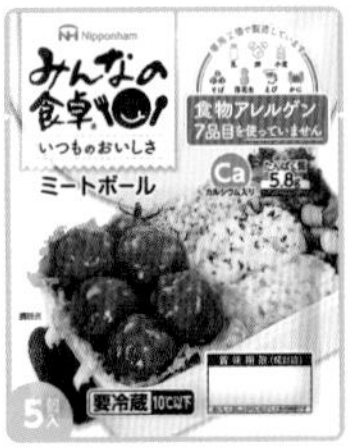

みんなの食卓® ミートボール
（日本ハム）※豚肉使用

お弁当のおかずにぴったりな一口サイズで、カルシウム入りです。食物アレルギー対応専用工場で製造。

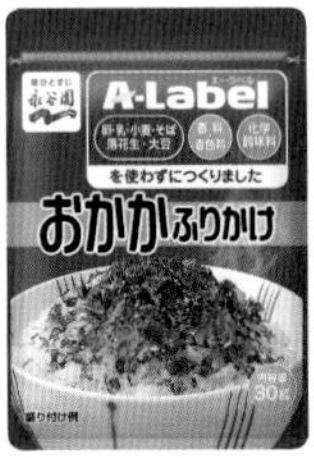

エー・ラベルふりかけ
おかか（永谷園）

シンプルなふりかけは、おにぎりにもおすすめ。「鮭ふりかけ」もあります。厳重に管理された専用ラインで製造しています。
※のりは、えび・かにの生息域で採取したものです。

お弁当にも便利な食品

買いおきしておくと、少しおかずを足したいときに便利。
もちろん、家での朝食や夕食にも活用できます。

それいけ！ アンパンマンポテト
（味の素冷凍食品）

マッシュポテトにさつま芋、緑黄色野菜、カルシウムなどを加えて作った、冷凍のポテトスナック。
©やなせたかし／フレーベル館・TMS・NTV

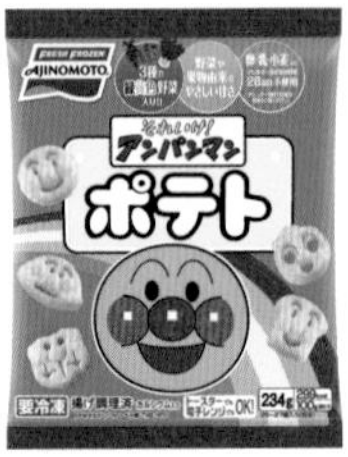

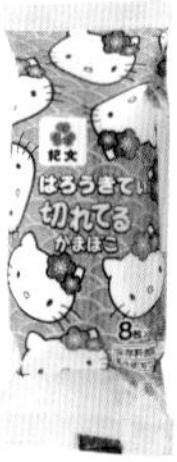

切れてるかまぼこ HELLOKITTY
（紀文食品）※いか使用

ハローキティの顔がかわいい、スライス済みの便利なかまぼこ。子どもにも喜ばれそう。
©2022 SANRIO CO., LTD. APPROVAL NO. L625353

ニッスイ 活ちくわ（ニッスイ）

新鮮な白身魚のおいしさが味わえる、肉厚食感のちくわ。そのまま生で食べられます。

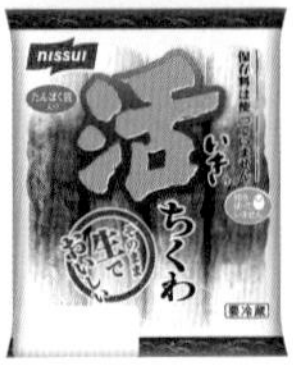

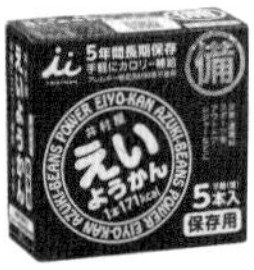

えいようかん（井村屋）

手軽にエネルギー補給ができる、賞味期間５年６か月のようかん。

災害時用に備蓄できる食品

地震や台風、大雨などの災害時に備えて、
食べられる食品を日ごろから用意しておくと安心です。

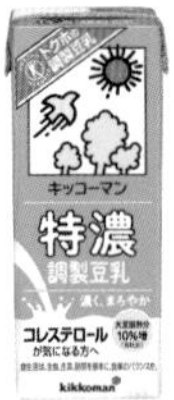

特濃調製豆乳 ※大豆使用
（キッコーマンソイフーズ）

未開封で180日常温保存可能。日ごろから多めに買いおきしておくと、災害時の備えになります。

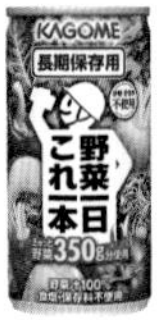

野菜一日これ一本
長期保存用（カゴメ）

１本に野菜１日分350g分をぎゅっと濃縮。賞味期間5.5年で長期保存可能な「野菜の保存食」です。

アルファ米ごはんシリーズ
（アレルギー対応）（尾西食品）

炊きたてごはんを急速乾燥した「アルファ米」を使用。お湯か水さえあれば、簡単にふっくらごはんができ上がり。常温で５年保存可能。
※一部、特定原材料等を使用した商品もあります。

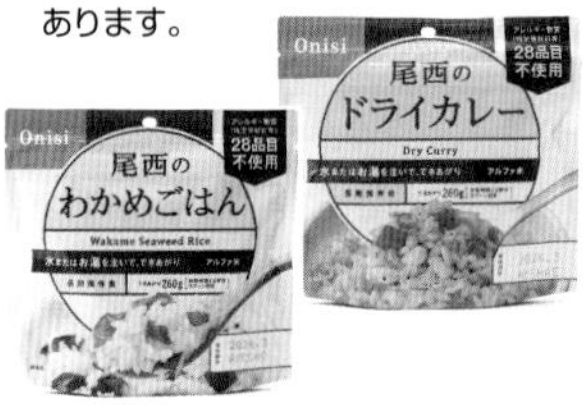

安心米シリーズ
（アルファー食品）

100％国産米。全商品、特定原材料等（28品目）不使用。袋に水かお湯を注ぎ、そのまま食べられます。常温で５年保存可能。全15種類。

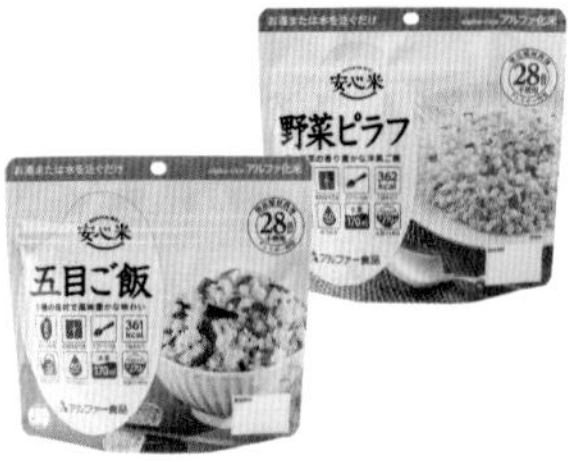

卵・小麦・乳不使用のおやつ

ケーキやプリン、チョコレートなども、
アレルギー対応の市販品なら安心して食べられます。

すこやかシリーズ（タカキベーカリー）

専用ラインで作られている、アレルギー対応のケーキやおやつのシリーズ。購入はオンラインショップで。
https://www.takakibakeryshop.jp/

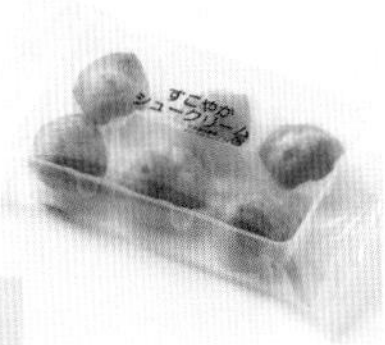

すこやか
シュークリーム▶
※大豆使用

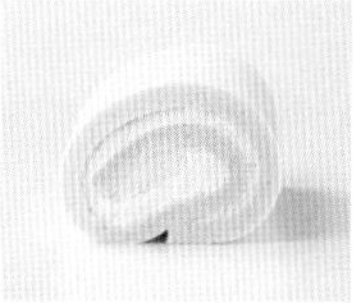

◀すこやか
ロールケーキ
※大豆使用

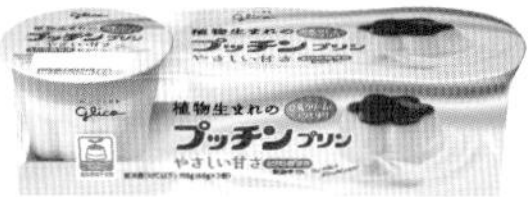

植物生まれのプッチンプリン
65g×3（江崎グリコ）
※大豆・アーモンド使用

動物性原料不使用のプリン。豆乳とアーモンドペーストで、コクのあるおいしさ。

トップバリュ
まろやかチョコレート
（イオン）

乳成分を含まない、まろやかな口当たりのチョコレート。お菓子の材料にも利用できます。

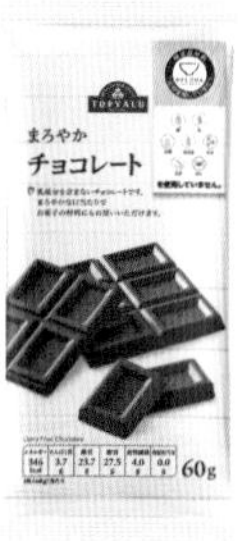

特定原材料不使用の調味料

意外に原材料が気になるのが調味料。
安心して使えるものを把握しておきましょう。

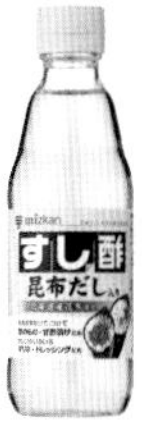

すし酢 昆布だし入り（ミツカン）

ごはんに混ぜるだけで、こんぶのうま味のあるおいしいすし飯ができる合わせ酢。酢の物、サラダにも。

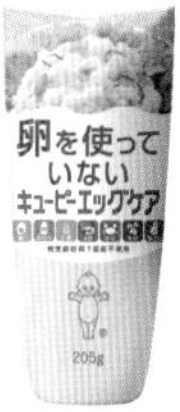

エッグケア（卵不使用）
（キユーピー）
※大豆使用

卵を使わずに、コクのある味わいに仕上げたマヨネーズタイプ調味料。

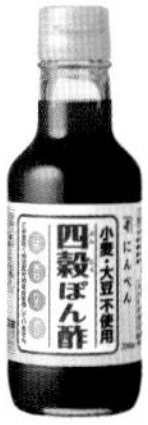

四穀ぽん酢（にんべん）
※ごま使用

小麦・大豆不使用の雑穀しょうゆに、国産のゆずとだいだいの果汁を加えたぽん酢です。

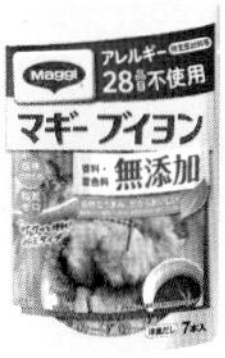

マギー ブイヨン 無添加
アレルギー特定原材料等28品目不使用（ネスレ日本）

洋食の料理にも和風の料理にも、手軽にうま味とコクをプラスできます。

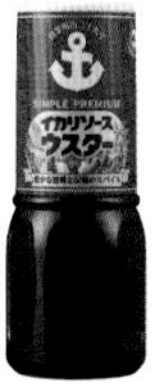

イカリウスターソース
（イカリソース）

特定原材料等28品目不使用のソース。いため物などの味つけにも。

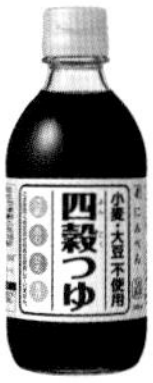

四穀つゆ（3倍濃厚）
（にんべん）※ごま使用

小麦・大豆不使用の雑穀しょうゆに、カツオ節とこんぶのだしを合わせた濃厚つゆです。煮物など料理に幅広く使えます。

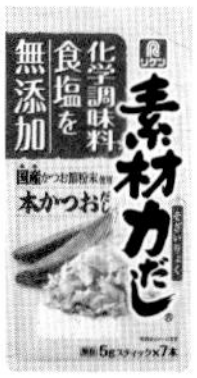

素材力だし®
本かつおだし
（理研ビタミン）

カツオ節粉末は鹿児島のカツオ節を使用し、削りたての香りとうま味にこだわった顆粒だし。

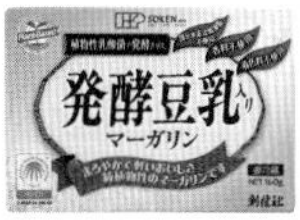

発酵豆乳入り
マーガリン
（創健社）※大豆使用

乳成分を含まない、純植物性のマーガリン。料理やお菓子作りの材料としても使えます。

【本書のレシピで使ったそのほかの調味料】

- **化学調味料無添加のオイスターソース**（国産カキエキス使用）（ユウキ食品）
- **ブルドック ウスターソース**（ブルドックソース）
- **丸鶏がらスープ**（味の素㈱）※鶏肉使用

教えて！センパイ！

親＆子どもの
食物アレルギー体験談

「小学校、中学校、高校と世界が広がる中で、どう対応したらいいの？」
「仕事や家事で忙しくて……。食事作りはどうしているの？」
日々のさまざまな悩み、みんなはどのように乗り越えているのでしょうか。
子どもが成人した先輩ママと、子ども自身にインタビューしました。

Case 1

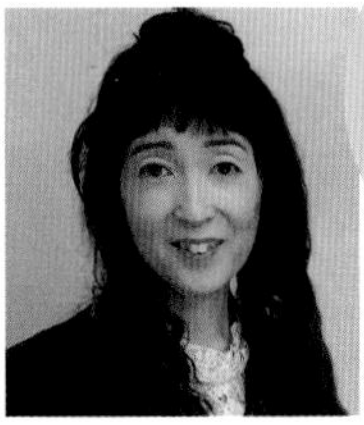

親　瀧澤 香緒里 さん

さまざまな食品で症状が出ていた食物アレルギーの娘さんを、働きながら育ててきたお母さん。子育てのモットーは「親も子も笑顔でいられること」。

治療は本人のやる気がたいせつ。必要性を理解して無理せず進める

娘は生後1か月くらいから湿疹がひどく、健診や皮膚科で相談しても理由がわからなくて……。6か月のときに小児科で血液検査を受けて、食物アレルギーの数値がすごく高いことがわかりました。

その後、大学病院で専門的な治療を受けて、少しずつ食べられるものが増えていきました。と言っても、小学校入学前には大豆が解除になったくらいで、まだまだ除去するものはたくさんありました。

中学・高校くらいになると、自分が食べられるものはわかっているし、あまり不自由を感じないようで、本人の治療に対するモチベーションは下がりました。でも、大学進学を前にして、「飲み会とか参加できないのは困る！」と、自分から積極的に経口免疫療法（92ページ）を受け、現在はナッツ類などに気をつければ、ほぼ大丈夫という状態になっています。

治療は、本人のやる気もたいせつです。娘は、症状がひどくなって途中でやめたこともあり、主治医と相談して無理をせずに進めました。ただ、少量でも免疫療法を続けることができれば、ごく微量の混入程度でアナフィラキシーを起こす危険性は減ります。場合によっては、年齢が高くなると小児科で診てもらえなくなったり、小児科以外だと経口免疫療法をしてくれる医師がいなかったりという問題も起こるかもしれません。そういった点も本人に説明し、必要性を理解できれば、やる気にもつながると思います。

先生たちの不安を減らし、役割分担して対応してもらう

保育園や学校とは、子どものアレルギーについてよく話し合ってきました。親は

瀧澤香緒里さんは、食物アレルギーの親子とさまざまな活動をする「千葉食物アレルギー親と子の会」の会長を務めています。
【HP】https://ameblo.jp/alleoyako/（最近の活動）　http://alleoyako.blog.fc2.com/（過去の活動）

もちろん子どものことが心配ですが、学校側にも不安があると思うので、情報を提供したり、親や本人ができることを伝えたりして、先生方の不安や負担を減らすよう努めました。おたがいに「やってもらってあたりまえ」と考えずに、じょうずに役割分担をすることが大事ですね。

小学校の給食※は、献立に似せた料理を毎日作って持たせていました。中学校に入ってお弁当になると、ずいぶん気が楽になりました。泊まりがけの行事などは、ホテルが対応してくれることもありましたが、私が手作りした除去食を持参して温め直してもらう形が多かったです。

大学に入ると環境が一変。食物アレルギーが大学生まで続いている子はあまりいないので、最初は対応できないと言われて、振り出しに戻った気分でした。娘は管理栄養士を目指していたので、調理実習にも対応してもらう必要があります。話し合ううちに、先生方も考えてくれるようになり、希望していた海外研修にも参加できました。卒業時、先生方から「私たちも勉強になりました」と言ってもらえて、それはすごくうれしかったです。

「ごめんね」と言わないように、普通のこととして伝える

娘には、「みんなと同じものが食べられなくてごめんね」とは言わないようにしていました。「ごめんね」と言った時点で、悪いことだと子どもは思っちゃいますよね。だから、なるべく食物アレルギーがあるのは普通のことだという態度をとるようにしていました。たとえば外食で、娘の分はお弁当を持ち込むとき、それを申し訳なさそうにはしない。堂々と説明して確認をとってお弁当を広げる。食物アレルギーについての知識も、生活の知恵として教えるような感じです。

お弁当作りや日々の食事についても、ちゃんとやってあげなきゃいけないとがんばりすぎず、親子で話し合って決めればいいと思います。笑顔でいられなくなるようなことはしない。子どもの希望を聞きながら、自分ができる範囲でやればいい。親が元気がなかったら、子どもは自分のせいだと思っちゃいますから……。

悩んだときは、ひとりでかかえ込まないで。自分に合った患者会を見つけて相談してみるのもいいと思います。

※小学校の給食対応は、学校やアレルギーの重症度によってさまざまです。ガイドラインに基づき、学校と保護者で話し合って対応策を決めていきます。なお、給食については『子どもの食物アレルギーあんしんBOOK』もご参照ください。

Message

子育ての期間は過ぎてみればあっという間。
力を入れすぎず、その時期を楽しんで
ほしいなと思います。
親も子も笑顔でいられることがたいせつですから。

Case 2

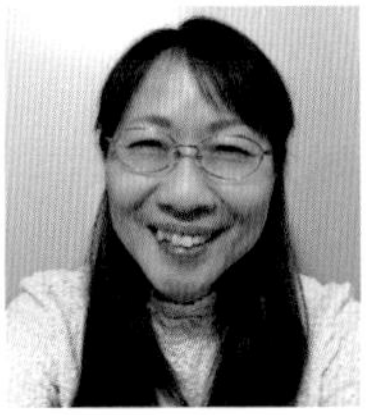

親　前田 えり さん

卵、乳製品、小麦などの食物アレルギーがあった息子さんを、働きながら育ててきたお母さん。積極的に正しい情報を得て、子どもが自分で食を選択できるように尽力。

最初はショックだったけれど、正しい情報を得て、やるべきことを

生後6か月で下痢が続いたのをきっかけに、近所の小児科クリニックを受診して、食物アレルギーであることがわかり、食物除去を指導されました。「そんな病気があるの!?」「何を食べたらいいの?」と、帰り道は呆然。5歳くらいから大学病院のアレルギー専門医を受診し、食物経口負荷試験を受けるなどして、食べられるものが増えてきました。でも、卵・牛乳は食べられないままで小学校に入学しました。(その後、治療によって、牛乳と加熱した卵は解除に。現在の状態は、90~91ページの息子さんのインタビューを参照。)

当時はインターネットも今ほど普及しておらず、やっと情報を得ても信頼性に乏しいものが多かったので、主治医が登壇する講演会に参加するようになりました。主治医は、ガイドラインに沿った治療を提供し、わが子に必要な治療へと導いてくれるので、いちばん頼りになります。まずは、信頼できる主治医を選ぶこと。今は情報があふれているので、正しい情報を選ぶ力もたいせつですね。

安心・安全に楽しく過ごせるように保育園や学校で大事にしたこと

保育園には0歳から。公立の園で、給食やおやつは除去食を出してくれて助かりました。食事に関しては保育園のおかげでなんとか乗り切れたという感じです。

保育園や小学校では、保護者会で私から直接食物アレルギーのことを説明。小学校では、先生からクラスメイトにも伝えてもらいました。周囲の人に知っておいてもらうことで、給食や集団生活の場で理解が進み、協力も得やすくなって、食べ物がかかわる行事にも参加しやすくなります。親子の親睦会では、準備しやすい食材で食べられるものを事前に伝え、それ以外は持参することにして、おたがいに気兼ねなく楽しく参加できました。

小学校の給食は、原因食物を使用しているメニューを自宅から持参する「一部弁当対応」でした。お昼どきは誤食が心配で、仕事先で携帯電話が手放せませんでした。放課後、子ども同士で遊んでいるときや、一人で留守番のときも心配です。異変があったらすぐに親に連絡するよう電話番号を伝えておくほか、近くの頼れる大人

前田えりさんは、食物アレルギーの親子などに寄り添う「アレルギーの正しい理解をサポートするみんなの会」の理事長を務めています。
【HP】https://www.a-minna.org/

にも助けを求めるようにと教えていました。今なら、子ども用の携帯で、すぐに親と連絡がとれるように設定しているという話もよく聞きますね。

宿泊行事に参加するため、子ども自身にも対応力をつける

学校行事については、小中高とも学校とコミュニケーションをとって対応してもらい、すべて参加することができました。泊まりがけの行事は環境が大きく変わるので、気をつけることが多いです。食べるものをいつもと違う人が作るし、いろんな人がかかわる。病院も遠い。本人には、学校側との打ち合わせ内容やメニューを共有し、「違うものが出てきたらすぐに言うこと。おかしいと思ったら残していい」と伝えました。いつもと違う状況であることを本人に自覚してもらい、「無理はしない」ということを徹底しました。

子ども自身に対応力をつけるため、小さいころから、スーパーに行ったときには、いっしょに食品の表示をチェックしていました。ある程度大きくなってからは、インターネットでコンビニやファミレス、ファストフードで食べられるものを調べたりもしました。自分が食べられるものがわかっていれば、万が一、宿泊先の食事が食べられないときも対応できます。※

食事作りはシンプルな料理中心。便利な市販品も活用して

家庭での食事は、栄養を意識しながら、手軽でシンプルなものが多かったです。すぐ食べられるお刺し身もよく出していましたね。乳不使用のパン、冷凍食品やレトルトの市販品も利用しました。もちろん、表示を見て原因食物が入っていないものを選んで。市販品は常備しておくと心の余裕になりますし、常温保存できるものは災害用の備えにもなります。

外食は、焼き魚などの和食がある居酒屋に行くなど、メニュー単位で食べられるものがあるところを選んでいました。デザートも、ケーキはダメだけどゼリーを食べさせるなど、なるべく食の幅が狭くならないようにくふうしました。

子ども自身、食物アレルギーを通して、食への関心が高まったのかもしれません。大学では食品科学を勉強しています。

※市販の食品や外食メニューなどは、商品リニューアルによって原材料が変更することがあるので、注意が必要です。

Message

子どもはいつか巣立つので、親がいつまでもそばで助けてあげることはできません。さまざまな場面での対応力をつけるために、「食の自立」はとてもたいせつですね。

Case 3

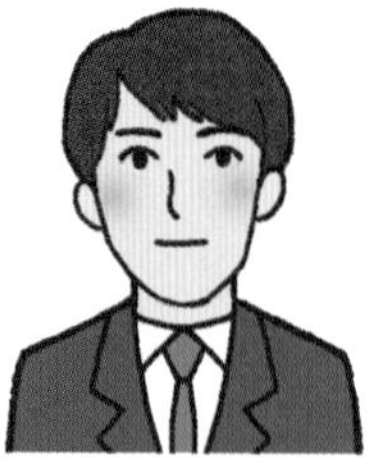

前田えりさんの息子さん。現在は、食品関連の会社への就職を控えた大学4年生。小学生のころからの治療のかいもあり、牛乳も卵もかなり食べられる状態。

子ども　**前田 健太** さん

親といっしょに表示をチェック。「卵」「牛乳」の文字は早くに覚えた

保育園では除去食を出されていたので、当時から、ほかの人のものを食べてはダメということはわかっていました。誤食で症状が出たり、救急車で運ばれたりという経験もするなかで、食べるとどうなるのかということも理解していきました。

食べられるものは、親が教えてくれていました。いっしょに買い物に行って、裏の表示を見て「これは食べられる」と選んだり、親がほかのコーナーを見ている間に自分で表示をチェックしたり。「卵」「牛乳」の文字は、小学校に入るころには読めるようになっていましたね。

小学校2年生くらいまでは完全除去でしたし、触れただけで出る症状もあるので、給食のときは危険がすぐそこにある状況で、怖かったです。牛乳パックで友だちが遊んでいたら、いっしょには遊べないし、「やめて」とお願いする必要がある。伝え方など、難しかったです。食物アレルギーのことがあるから、ただの悪ふざけで済まなくなって、先生が介入して怒られちゃうとか……。同級生たちにはめんどうくさいと思われていたかもしれません。

年齢ごとに、友だちとのコミュニケーションの難しさも

食べられない給食のときはお弁当を持参していたので、「なんで？」と聞かれることもありましたが、先生が個別に答えたり、クラス全体に伝えたりしてくれました。ただ、まわりに特別視されてしまうのはいやだなと感じていました。

年齢が上がるにつれて、経口免疫療法（92ページ）の効果が出て症状は改善していきましたが、友だちとのつき合いの難しさはありました。中学生になると、子どもだけでファストフード店などに行くことも増えます。自分だけ食べるものがないという状況もあって、最終的に誘われなくなってしまったり、高校生のときは体育祭の打ち上げに参加できなかったり……。そんな経験もあって、高校や大学では、部活などで密な関係の友だちに、必要なときにだけ伝えるようになりました。自分で食べるものを判断できる力がついてきたからこそできたことで、気持ちが楽にもなりました。

食の経験を積むことで、だんだんと判断力がついていった

今は、牛乳はほぼ大丈夫だし、卵もよく加熱したものは食べられます。食べ物は、食品表示をかならずチェックして買っていますし、外食は、食べられるものがある店を選んだり、その場でメニューを見て判断したりしています。

こういう選択ができるのは、親が主治医に確認して安全を確保したうえで、いろいろな食べ物を経験させてくれたおかげだと思います。たとえば、家で加熱の仕方を変えたスクランブルエッグを何種類も作って食べ比べてみたり……。経験を通して、食べられるかどうかのボーダーラインを感覚的につかめるようになりました。自分で食べられるものを選べるようにしておかないと、親もとを離れた状態で誤食をして、重い症状が出てしまったら危険ですよね。

振り返ると、そのときはたいへんだったけど、経口免疫療法をして食べられるものの範囲が広がったことが、本当によかったと思います。食物アレルギーの子どもたちには、食べられるようになることで、見える世界もあるということを伝えたいですね。

面と向かって言えないけれど、親には感謝しています

食物アレルギーの子の親って、「食べさせてあげたい」と思って治療を勧めていることが多いと思うんですが、自分は「食べたい」という希望よりも、この先、生きていくうえでアレルギーがないほうがいいという使命感でやっていました。でも、初めてチョコレートを食べたとき、想像を超えるおいしさだったんです。未知の食べ物に対して「食べたい」という希望はもてないけれど、食べられるようになった今、実感として、食べられることを幸せだなと感じています。親には直接伝えられてないですけど、食に関して、こういう育て方をしてくれたことに感謝しています。

食べ物のことをもっと知りたいという気持ちから、大学では食品科学を専攻しました。アレルギーの子がもっとおいしいものを食べられるように、将来は食品開発にたずさわりたいと考えています。

Message

治療はたいへんだけど、今より少しでも
食べられるようになることで、
見える世界が広がるということを
伝えたいです。

COLUMN

食物アレルギーとうまくつき合いながら生活する大人もたくさんいます

人は特定の食べ物が食べられなくても、健康的に生きていくことができます。もし、お子さんが食物アレルギーがあるままで成人しても、立派に社会の一員として活躍することができるので、安心してください。

この先、子どもはかならず大人になり、社会の中で生きていくことになります。子どもは、親に、学校に、社会に守られて生きています。それは食物アレルギーに関しても同じです。しかし、大人として社会に出れば、子どものときと同じようにやさしく守ってもらえるわけでは、かならずしもありません。食物アレルギー患者であることは、大人になったときに、子ども自身が今考えているよりも、生きづらさにかかわってくるかもしれません。そのことを、親だけでなく、子ども自身も意識できるようにしておくとよいでしょう。そして、将来に向けて準備しておくことをおすすめします。

具体的には、食物アレルギーに関して、子どもが自分自身で対応できるように対応力をつけることなどがあげられます。食事療法や経口免疫療法などの治療に積極的にとり組み、食物アレルギーの症状がなるべく現れないようにすることも、将来に向けての準備の一つといえるでしょう。

「食事療法」と「経口免疫療法」の違い

少量の原因食物なら、
症状が出ないで食べられる子ども

↓

食物アレルギーの食事療法

- 経口負荷試験で確認した「症状が出ないで食べられる量」を超えないように、自宅の食事で原因食物を食べる治療法
- 一般的に行なわれている

ごく少量でも原因食物を食べると
症状が出てしまう重症の子ども

↓

経口免疫療法

- 経口負荷試験をしたうえで、症状が現れるリスクがある量の原因食物を、自宅の食事で食べる治療法
- まだ研究段階で、一般的に行なわれている治療法ではない

PART 4

年齢別 食とのつき合い方アドバイス

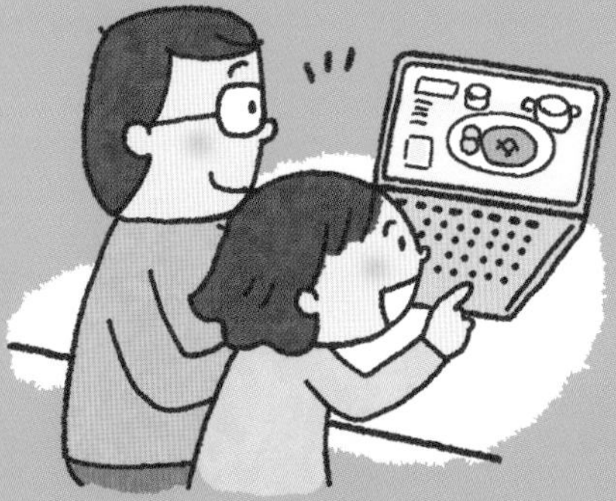

成長につれて、子ども自身が食物アレルギーへの対応をしなければならない場面も増えてきます。日ごろから子どもに伝えておきたいこと、親子で身につけておきたいことをまとめました。

成長に合わせた食育を

身につけたい「自分で選んで食べる力」

年齢や成長に応じて、アレルギーに自分で対応する力を身につけて

食物アレルギーの多くは乳幼児期に発症するので、最初は日常的な管理をすべて保護者が行ないます。しかし、子どもが成長するにつれて、本人が対応しなければならない場面も増えてきます。

そこで、幼児期から少しずつ身につけていきたいのが、「自分で選んで食べる力」です。食物アレルギーの子どもならではの「食育」ともいえます。

子どもはやがてかならず保護者から自立していきます。そのときに向けて、自分に合わせた食の選択、症状が出たときの対処法などを身につける必要があります。年齢や本人の成長に応じて、教えていきましょう。子ども自身も医師や管理栄養士の話を聞くようにするなどして、自分の食物アレルギーについての理解を深めることがたいせつです。

95ページの「食物アレルギーのきみへのメッセージ」を、お子さんといっしょに読んでみてください。

医療を受ける主体は段階的に変化

発症したばかりの乳幼児期は、医師とのやりとりはもちろん、日常的な管理をすべて保護者が行ないますが、将来的には、大人として本人の意志や判断で医療を受けることになります。幼児期から少しずつ自立を促していくことで、その移行がスムーズに進みます。

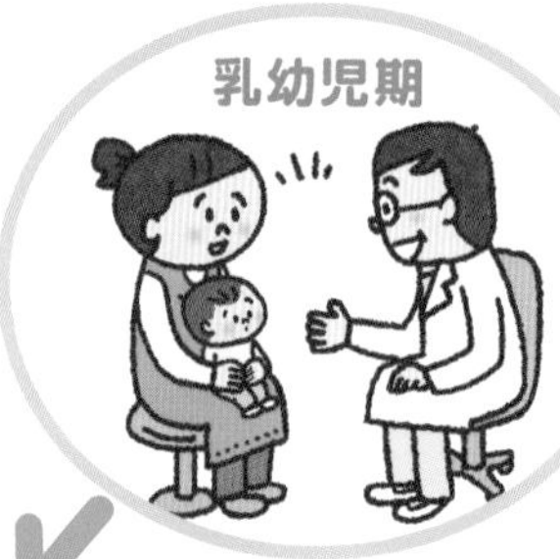

幼児期〜
学童期〜
思春期と、
少しずつ自立を
促していく

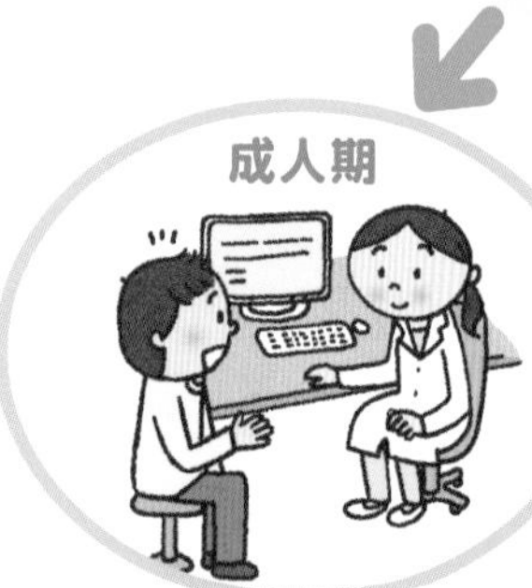

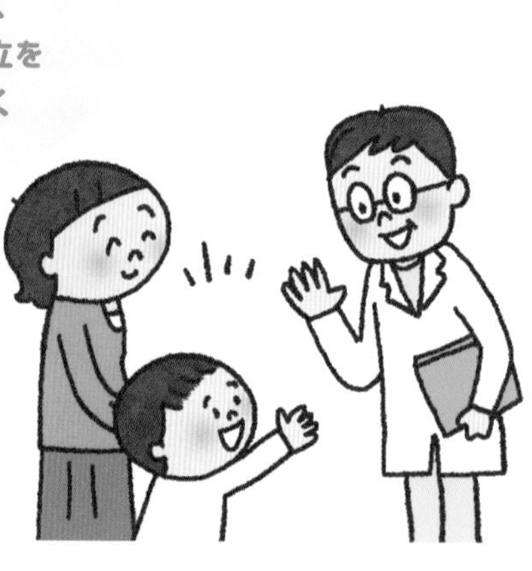

食物アレルギーのきみへのメッセージ

きみは今、食物アレルギーで、どんなことが気になっているかな?

たとえば…

給食がみんなとちがうのがいやだ

まわりの人に説明するのがめんどう

食べて症状が出るのがこわい

ほかにも、いろんなことがあるよね。

そんな気になることを減らすために、「食べる」ということに、目を向けて考えてみてほしい。

みんなとちがう給食なのは、症状を出さずに元気に過ごすため。「食べられない」ことよりも、自分が「食べられる」ものに目を向けよう。

もし症状が出たときは、まわりの人の助けが必要。だから、自分の食物アレルギーについて知っておいてもらうことが大事なんだ。説明する言葉を自分で考えてみよう。

少しずつ食べられるようにする治療は、たいへんだし、苦しくなることもあるよね。でも、少しでも食べられるようになると、困っていることを減らせるし、将来のためにもなるよ。

おうちの人は、どんなことに気をつけて食事を準備してくれているかな?
大人になったとき、自分で食事を用意できるように、今から手伝ったり話を聞いたりして学んでおこう。

心配なことやわからないことがあったら、お医者さんや栄養士さんに自分で質問してみよう。

だって…

治療の主役は、きみ自身なんだから!

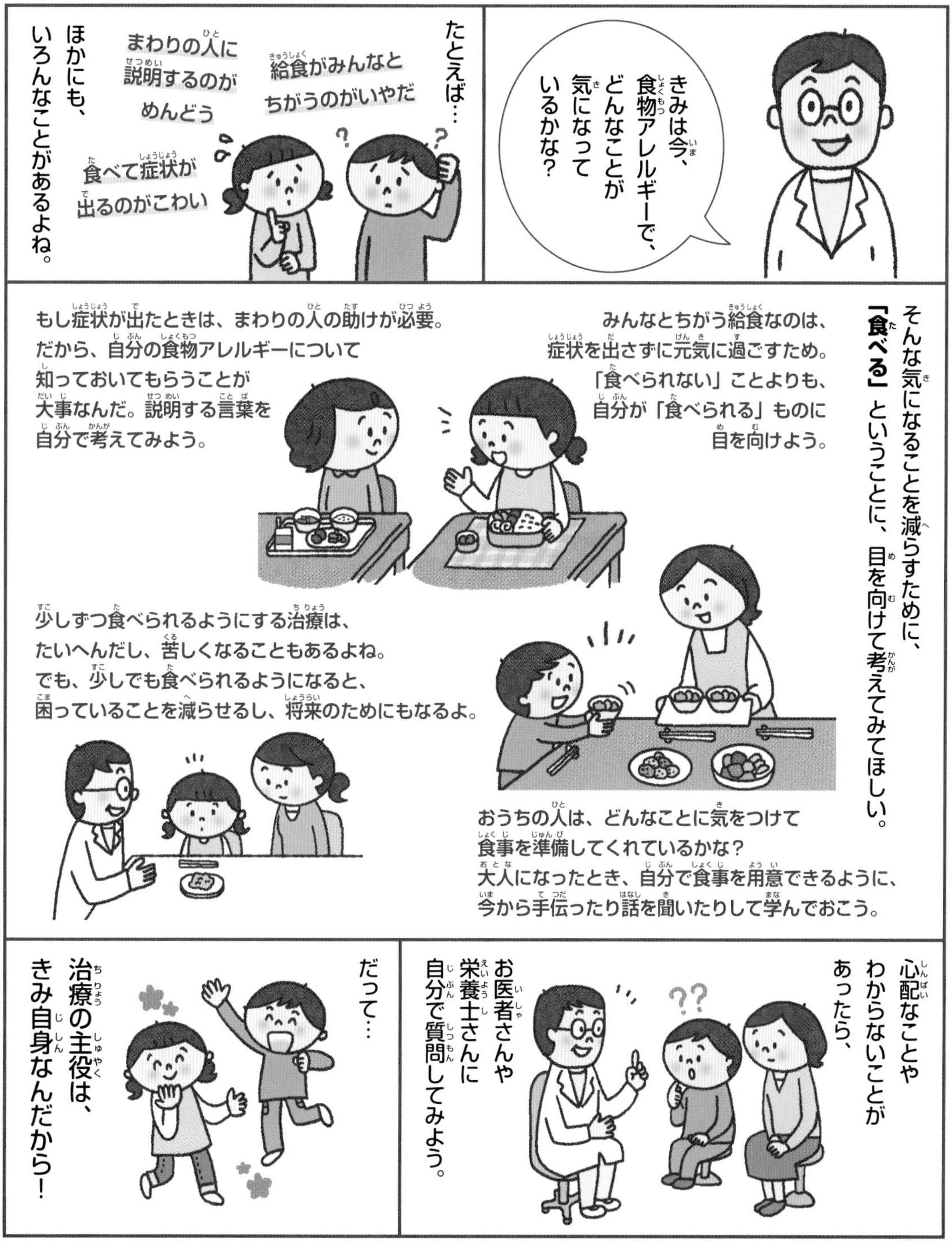

3歳から5歳ごろは…

誤食を避けつつも、楽しく食べる経験を

まだ幼いように感じますが、自我や社会性が芽生え、いろいろなことがわかってくるころです。食物アレルギーについても、経験上、食べると苦しい思いをする食物があることを理解できます。

保護者や周囲の人が、食べられないものがあることを「かわいそう」と言ったり思ったりすると、子ども自身もそのように受けとりやすいものです。アレルギーにばかり気をとられすぎず、楽しく食事をとれるように心がけましょう。

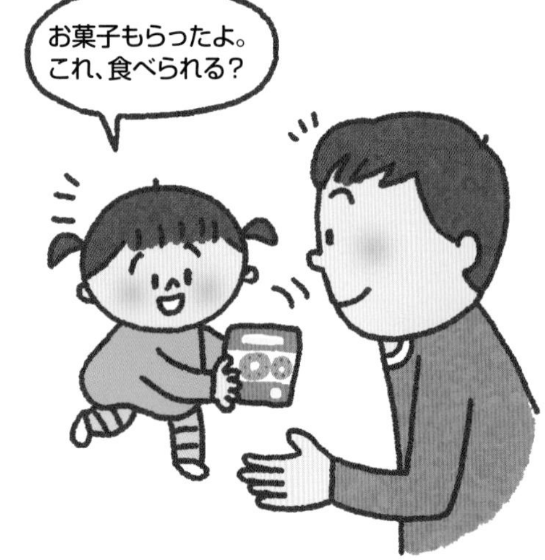

もらった食べ物は、食べてよいか確認することを習慣づける

保護者以外の人からもらった食べ物は、食べる前に、食べてもよいか保護者に確認する習慣をつけます。お弁当やおやつを、友だちと交換しないことも約束しておきましょう。

食物アレルギーについて子どもが理解できる言葉でやさしく伝える

食べてはいけないものがあり、それが何か、食べるとどんなことになるのかといった、基本的なことから伝えます。食物アレルギーについてかかれた絵本などを使って説明してもよいでしょう。

先輩ママの 体験＆アドバイス

食物アレルギーを「普通のこと」と思えるように…

まわりの人に、「みんなと同じものが食べられなくてかわいそう」と言われることもよくありましたが、「〇〇ちゃんにとっては普通のこと。かわいそうじゃないよ」とくり返し伝えていました。本人が、自分の食物アレルギーを受け入れる気持ちにつながったと思います。

アレルギーにとらわれすぎず、食を楽しめるように

保護者が病気にばかり気をとられて不安そうにしていると、子どもも不安になりがちです。子どもが食に対してネガティブな印象をもたないよう、原因食物以外の食品で、楽しい食事を経験させてあげてください。

6歳から8歳ごろは…

食物アレルギーについて、自分で説明できると安心

小学校に入学すると、行動範囲がぐんと広がり、保護者の目が届かない場面も多くなります。自分のアレルギーについて周囲の人に説明したり、症状が出たときに助けを求めたりできるようにしておくと安心です。

給食については、ガイドラインに基づき、学校と保護者で話し合って対応策を決めていくことになります。給食のアレルギー対応の内容を、子ども自身もよく理解しておくようにしましょう。

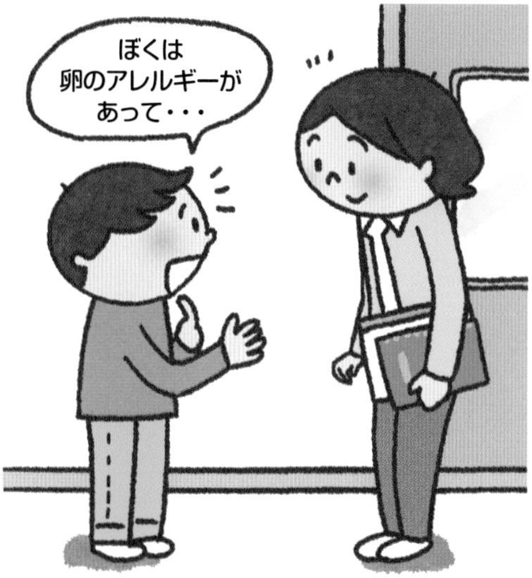

加工品の原材料表示をいっしょにチェックする

文字が読めるようになってくるので、買い物のときなどに、原材料表示を子どもといっしょに見るようにしましょう。早くから表示を意識することで、子ども自身が表示を見て、自分で食品を選べるようになっていきます。

自分のアレルギーについて周囲の人に説明できるようにする

食べられない食品やその理由などを自分で説明できると、学校での誤食事故の防止に役立ちます。体調が悪くなったとき、先生やまわりの人に助けを求められるようにすることもたいせつです。

先輩ママの 体験＆アドバイス

「食べられない」ばかりではなく、「食べられる」を見つける体験を

親がいつも原材料表示を見ているので、子どももまねして自然と見るようになりました。選んだものが「食べられない」ばかりだとがっかりしてしまうので、大丈夫なものを親が把握しておき、最後は「これは大丈夫だね」で買い物を終えるように心がけていました。

給食のアレルギー対応を子ども自身も理解しておく

小学校の給食対応は、アレルギーの重症度や学校によってさまざまです。どんな対応をしてもらっているのか、子どもにもよく説明して、理解しておくようにしましょう。本人がわかっていれば、誤配などによる事故も避けられます。

9歳から11歳ごろは…

自分の健康は自分で管理する意識をもたせて

心身の成長が著しく、一人前に扱われたい気持ちが強くなってきます。友だちとのつながりを重視するようになり、人からどう見られるかということが気になる年ごろでもあります。

自分でできることは自分でするように促すとともに、自己肯定感をもたせるような言葉がけや接し方を心がけましょう。食物アレルギーに関する情報を調べる練習をするなど、自分で健康管理をする意識をもつことが大事です。

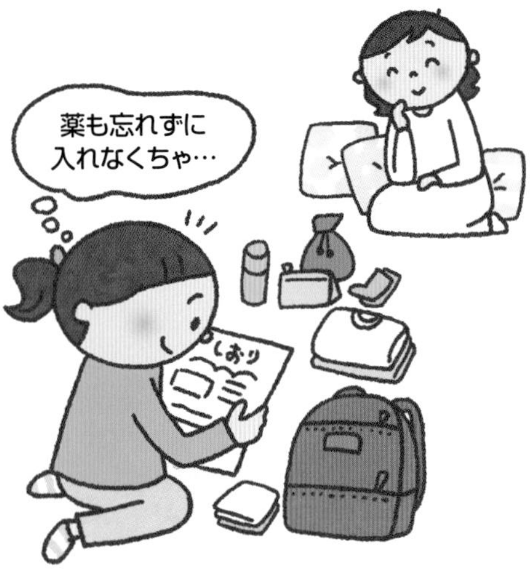

「自分で健康管理をする」という意識をもつ

宿泊行事も増えてくる時期。基本は、保護者と学校が相談し、事前に宿泊先との調整を行なっていきます。ただ、そうして大人が対応してくれる状況でも、リスクはゼロではありません。最後は自分自身が頼りなのだと自覚させましょう。

保護者といっしょに、インターネットなどで情報を得る練習を

外食のアレルギー情報などは、インターネットで調べることができます。インターネットの使い方は小学校でも学習するので、保護者がいっしょに調べて、情報を得る練習をしましょう。

必要な場面で適切に薬を使えるようにする

学校などで症状が現れたときに、服用を指示されている薬を飲むことができるように、薬を自分で携帯し、飲み方も把握しておくようにします。エピペン® を処方されている場合は、家庭でよく使い方を学んでください。

先輩ママの **体験＆アドバイス**

本人の意志を尊重しつつ、必要なことは周囲にきちんと伝える

小学校５年生のころ、「クラスメイトにはもう食物アレルギーのことを言わなくていい」と言い出しました。でも、症状が出たときに助けてもらうためには、みんなに知っておいてもらう必要があると説明。本人の了解を得たうえで、周囲に伝えることにしました。

COLUMN

食物アレルギーについて、悩みや迷いも増えてくる思春期

思春期になると体は大人に近づき、心理的にも親からの自立を強く意識しはじめます。反抗的になって治療がうまくいかなくなることもありますが、本人の悩みや迷いに寄り添うことがたいせつです。思春期によくある悩みに、監修の今井孝成先生に答えてもらいました。

食物アレルギーのことをまわりの人に知られたくない

友だちに弱みを見せたくない、強い存在でありたいのが思春期です。しかし、そもそも、食物アレルギーは弱みではありません。

また、大人になるとわかります。みんな弱いところがあって、そこを助け合って生きていくのだということを。もしあなたが食物アレルギーで困っていたら、友だちはかならずあなたを助けてくれるはずです。

食物アレルギーのせいで友だちに誘われなくなるのが心配…

あなたに友だちがいて、その友だちといっしょにいることで、何かめんどうなことが起きそうなとき、あなたはどうしますか？ たとえ、めんどうなことが起きそうでも、いっしょにいるのではないでしょうか。

食物アレルギーがあることで、遊びに誘ってくれなくなる人は、友だちとはいえません。ほかに、あなたに声をかけてくる友だちがかならずいます。安心してください。

親は経口免疫療法を勧めてくるけど、別に困ってないし、このままでいい

あなたの人生は、あなたが決めて歩んでいくものです。だから、経口免疫療法を充分に理解したうえで、それをしたくなければ、その判断は尊重されるべきです。

しかし、将来の人生を考えるうえで、あなたは残念ながら圧倒的に知識と経験が不足しています。これまでの経験から導かれる、感覚的なその判断で、将来を決めてよいのか、今一度考えてください。

その点で、あなたの親は世界でいちばんあなたのことに親身であり、かつ知識と経験において格段に豊富です。もう一度、少し耳を傾けてみませんか。

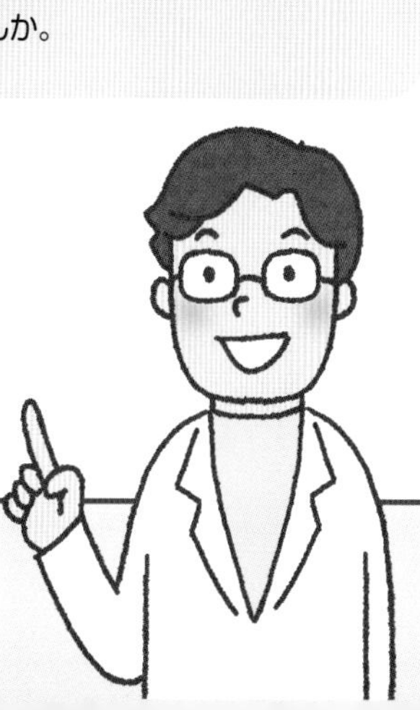

購入時に要チェック

市販品はアレルギー表示を確認！

原因食物が含まれていないか、原材料名の欄をチェック。

加工食品などに使われている原因食物は、パッケージの原材料の欄を見ればわかります。容器包装された加工食品は、アレルギー物質が含まれている場合、それを表示するよう定められています。かならず表示しなければならない食品は、「卵、乳、小麦、えび、かに、落花生、そば」の7品目で、これを「特定原材料」といいます。そのほか、下にあげた21品目は表示が推奨されています。

ただし、加工食品でも、店頭で量り売りされている惣菜や、飲食店で提供される料理には表示義務がありません。

また、アレルギー表示にはさまざまな表記の仕方があります。見落とさないように注意深く確認しましょう。いつも購入している商品であっても、予告なく原材料が変更されるときがあります。購入ごとに表示の確認を行ないましょう。

表示されるアレルギー物質

● 特定原材料7品目　表示の義務があるため、かならず表示される。

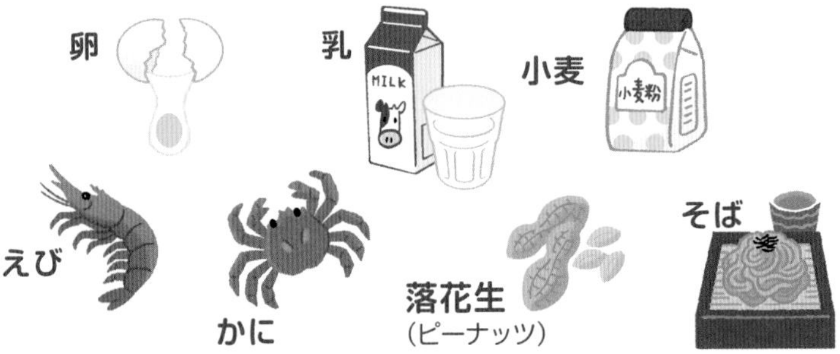

● 特定原材料に準ずるもの21品目

表示が推奨されているが、表示されないことがある。含まれているかどうかを知りたいときには、製造・販売会社への問い合わせが必要。

アーモンド、あわび、いか、いくら、オレンジ、カシューナッツ、キウイフルーツ、牛肉、くるみ※、ごま、さけ、さば、大豆、鶏肉、バナナ、豚肉、まつたけ、もも、やまいも、りんご、ゼラチン

※くるみについては、特定原材料に加える方針が決定し、準備が進められているところです（2023年1月現在）。

アレルギー表示の例

● 個別表示

個々の原材料や添加物ごとに「(小麦を含む)」など、アレルギー物質の名称が表示される形が基本です。このような表示方法を**「個別表示」**といいます。

原材料ごとに、含まれるアレルギー物質を表示

名称	サンドイッチ
原材料名	パン（小麦を含む）、きゅうり、レタス、トマト、ハム（豚肉を含む）、マヨネーズ（卵を含む）／乳化剤（大豆由来）、調味料（アミノ酸等）、酸化防止剤（ビタミンC）

● 一括表示

表示スペースが限られる場合や、多品目で成り立っている食品などは、原材料名などの最後にまとめて表示する**「一括表示」**も認められています。

名称	サンドイッチ
原材料名	パン、きゅうり、レタス、トマト、ハム、マヨネーズ／乳化剤、調味料（アミノ酸等）、酸化防止剤（ビタミンC）、（一部に小麦・豚肉・卵・大豆を含む）

原材料名の最後にアレルゲンを一括で表示

特定原材料の表記いろいろ

「特定原材料名」以外にも、下のような表記が認められています。

特定原材料名	代替表記	特定原材料名や代替表記を含む表記の例
卵	玉子、たまご、タマゴ、エッグ、鶏卵、あひる卵、うずら卵	ゆで卵、厚焼き玉子、ハムエッグ
乳	ミルク、バター、バターオイル、チーズ、アイスクリーム	乳糖、乳たんぱく、生乳、牛乳、濃縮乳、加糖れん乳、調製粉乳、アイスミルク、ガーリックバター、プロセスチーズ
小麦	こむぎ、コムギ	小麦粉、こむぎ胚芽
えび	海老、エビ	エビ天ぷら、サクラエビ
かに	蟹、カニ	上海がに、マツバガニ、カニシュウマイ
落花生	ピーナッツ	ピーナッツバター、ピーナッツクリーム
そば	ソバ	そばがき、そば粉

※アレルギー表示の見方について、詳しくは『子どもの食物アレルギーあんしんBOOK』(68～73ページ) をご覧ください。

無理のない方法で！

家庭での誤食を防ぐ調理のポイント

家族の分と作り分けるほか、原因食物不使用メニューも活用！

家族の食事に原因食物を使う場合は、食物アレルギーをもつ子どもの分を別に作る必要があります。途中までいっしょに作り、原因食物を入れる前にとり分けて別々に仕上げると、手間が減らせます。混入を防ぐために、かならず原因食物を加える前に分けるのがポイントです。

原因食物を使わないメニューもおすすめです。みんなで同じものを食べられて子どもも喜び、調理の手間が減ってグッと楽になります。本書のレシピでは、簡単につくれるアイデアもたくさん紹介していますので、参考にしてください。

食事の準備は、できる範囲で子どもにも手伝ってもらうとよいでしょう。食に関する自立を促し、「自分で選んで食べる力」を育てることにつながります。原因食物を使わないメニューなら、子どもにお手伝いしてもらうときも安心です。

原因食物を使わないメニューのメリット

誤食のリスクが減る！

そもそも原因食物を使わなければ、誤食することもありません。子どもにお手伝いしてもらうときも安心。

調理の手間が減る！

家族の分と別に作り分ける必要がないので、調理の時間も手間も省けます。気持ちにも余裕が生まれます。

家族みんなで同じものを食べられる！

子どもにとって、みんなと同じ料理を食べられるのはうれしいもの。楽しく食事をする経験は、食への関心を育てます。

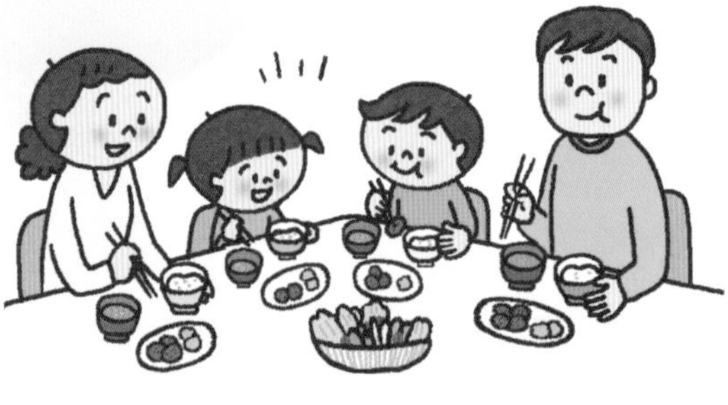

家族の食事に原因物質を使う場合は？

原因食物を入れる前にとり分け、家族の分はあとから仕上げる

原因食物を加える前の段階までは、家族の分といっしょに調理。食物アレルギーの子どもの分をとり分けたあとで、原因食物を加えます。

原因食物を加える
前の段階まで調理

とり分けたあとで、
原因食物を加える

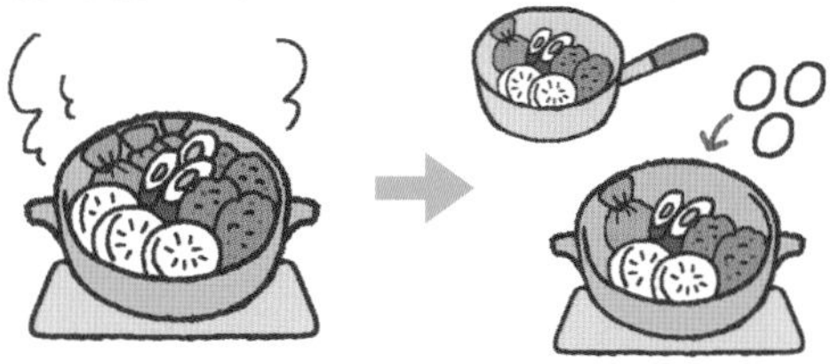

ゆでたり揚げたりするときは、原因食物を使わないものを先に

ゆでたり揚げたりする調理では、ゆで汁や揚げ油に原因食物が混入してしまいます。かならず、原因食物を使わないものを先に調理しましょう。

まず、原因食物を
使わないものを調理

原因食物を使ったものは
あとから調理

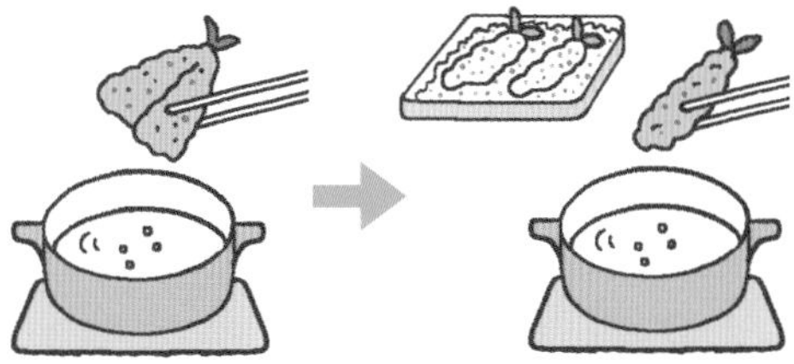

調理器具や食器類は、原因食物が残らないよう、洗剤できちんと洗う

調理器具や食器類は、医師から特に指示がなければ、同じものを使って OK。ただし、原因食物が残らないように、きちんと洗ってください。水洗いだけでは不充分です。汚れが落ちやすく洗いやすい素材・形状のものを選ぶとよいでしょう。

食物アレルギー専用の食器が決まっているほうが、ほかの家族の食事と区別がつきやすく、とり違えを防げます。

汚れが落ちやすい

○テフロン加工のフライパン
○シリコンなどの菜箸、へら

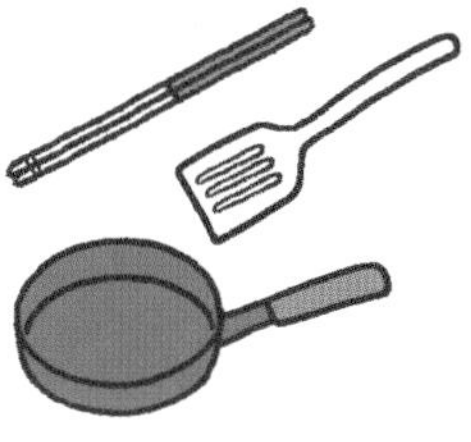

汚れが落ちにくい

△凹凸のある行平《ゆきひら》なべ
△木や竹の菜箸《さいばし》、へら

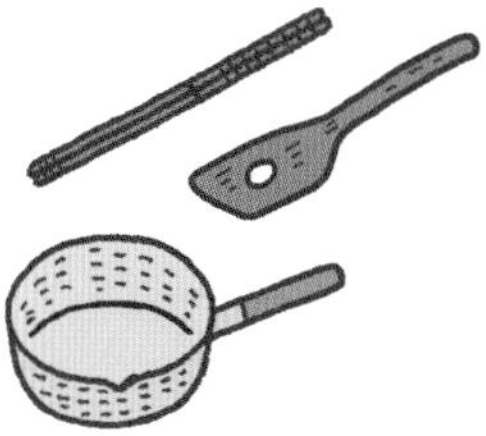

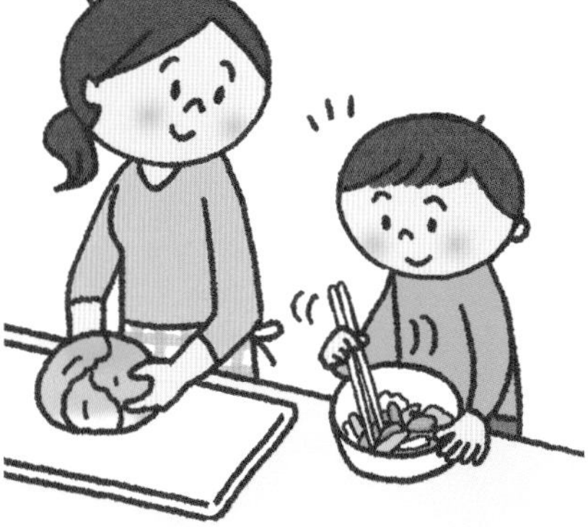

原因食物に気をつけながら、子どもに食事の準備を手伝ってもらおう！

完全除去ではなく、少しでも原因食物を食べられる場合、子どもに食物アレルギーについてある程度の判断力がついてきたら、積極的に食事の準備を手伝ってもらいましょう。原因食物を使わないメニューなら、調理の手伝いも問題ありません。手伝ってもらうときは、肌荒れがない状態であることを確認してください。キッチンにある原因食物には触れないように、充分に気をつけましょう。

ただし、微量でも症状が出るような重症の子どもは、キッチンに入ること自体を避けたほうがよいでしょう。

思わぬ誤食を避けるには？

外食・中食、こんなことに気をつけて

直接聞いたり、調べたりして、原材料を確認することが必要！

外食・中食でも、誤食を避けるために、原材料の確認が必要です。ただし、飲食店で提供される料理や、対面販売の惣菜などには、アレルギー表示の義務がありません。店の人に直接聞いて確かめます。最近は、メニューや商品ポップにアレルギー表示をしたり、ホームページでアレルギー情報を提供したりする店も増えています。また、アレルギー対応メニューを用意している飲食店もあります。

ただし、これらの対応は店が自主的に行なっているもので、厳密に管理されているとは限りません。店やスタッフによっては、知識や対策が充分でないこともあります。リスクを完全には回避できないことを理解しておきましょう。重症の子どもの場合は、特に慎重に考え、アレルギー表示義務がない食べ物の外食や中食は、避けるのも一つの選択です。医師に相談のうえ検討しましょう。

外食・中食は、アレルギー表示の義務がない

外食・中食の原材料は、店の人に直接聞いて確認します。明確な答えが得られない場合は、食べるのを控えたほうがよいでしょう。また、店の人の知識不足やかんちがいもあり得るので、確認がとれてもリスクを完全には避けられません。

表示義務なし

飲食店で提供される料理

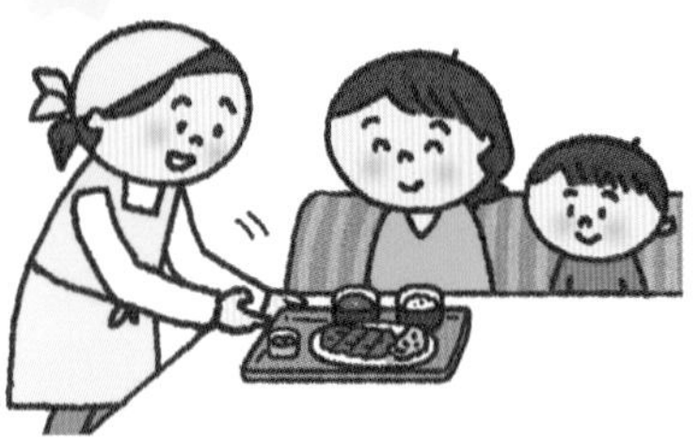

メニューにアレルギー表示をする店や、アレルギー対応メニューを提供する店もあります。

表示義務なし

小売店で対面販売されている惣菜、弁当、パン、ケーキなどの菓子類

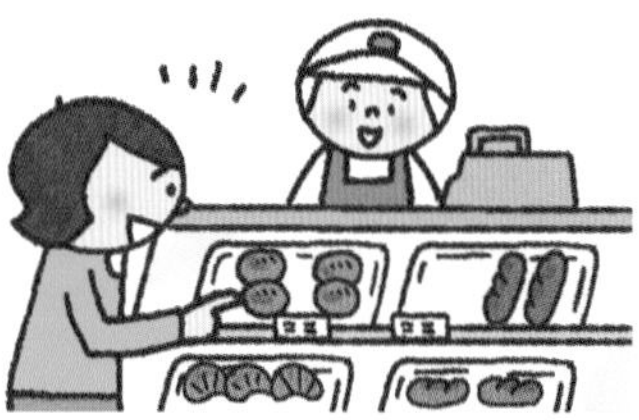

商品ポップにアレルギー表示をしている店もあります。

表示義務なし

スーパーなどで、量り売り・ばら売りされている惣菜

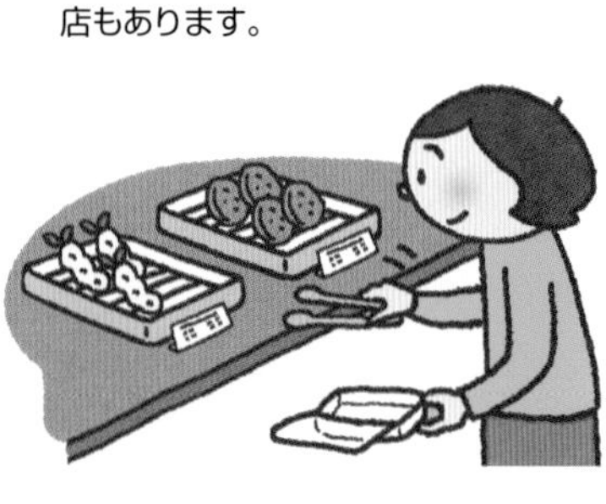

外食・中食で事前にチェックすること

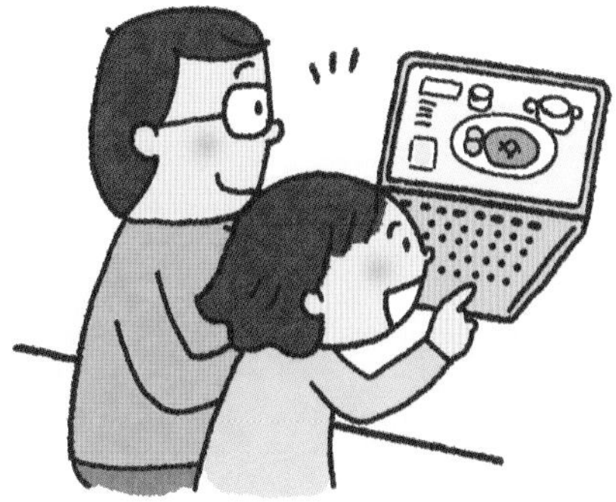

□ ホームページのアレルギー情報は？

中食、外食ともに、大手チェーン店などは、ホームページでアレルギー情報を提供していることが多いです。食べられるメニューを、あらかじめチェックしておくと便利です。

□ アレルギー対応メニューがあるか？

インターネットなどで調べ、アレルギー対応メニューを提供している飲食店を選んで外食をするとよいでしょう。使われている食材など、メニューの内容もチェックします。

□ 食物アレルギー対応の担当者がいるか？

外食をする店には、専門的な研修を受けた食物アレルギー対応の担当者（できれば2名以上）がいると理想的です。電話などで問い合わせ、来店日に担当者が勤務していることも確認しましょう。

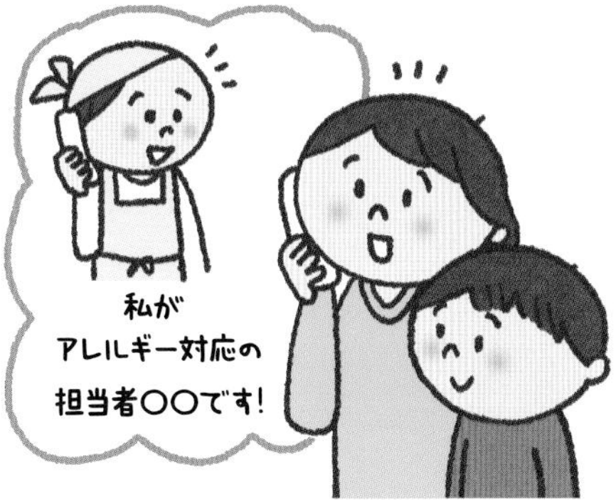

知っておこう！ 原因食物混入のリスク

アレルギー対応をうたっている店であっても、前もってアレルギー情報を確認したメニューであっても、原因食物混入による誤食が起こる可能性はあります。

症状が出てしまったときのために、薬を用意する、店の近くの救急病院を確認しておくなど、備えておきましょう。

旅行先やレジャースポットでの食事でも、誤食が起こりやすいものです。症状が出てしまったときのために準備をしておきましょう。

外食・中食で起こりやすい誤食の原因

- 厨房での調理中、意図せず原因食物が混入してしまった。
- 調理スタッフのミスで、アレルギー対応メニューに原因食物が使われてしまった。
- 食品をとるトングなどを共用しているため、原因食物の成分がついてしまった。
- スタッフの知識不足や確認不足で、表示が誤っていたり、もれていたりした。
- 材料がかわったのに、表示が古いままだった。

※外食・中食のアドバイスについては、『子どもの食物アレルギーあんしんBOOK』（68～75ページ）もご参照ください。

おわりに

子どもの食物アレルギーについて
不安を感じているご家族の皆さまへ

私が食物アレルギーの勉強を始めたのは2000年ごろですが、そのころの患者さんとそのご家族は本当に大変だったことと思います。患者会では、まだ理解が進んでいなかった保育・教育施設の情報交換やメニュー作り、当時はかなり高価だった対応食品の共同購入などをされていました。病院主催のサマーキャンプでは、涙なしで語れないご苦労を朝方まで語り明かしていらっしゃったことを思い出します。

幼少だった患者さんは、今は成人となり、社会で立派に活躍されています。先日、0歳から通った小児科を卒業する患者さんが最後にあいさつに来てくれました。「食物アレルギーがよくなったのは、母や先生をはじめ皆さんのおかげです。本当に感謝しています。だけどやっぱり、小さいころに食べたときの苦しい気持ちが忘れられず、自分から卵を食べる気になりませんでした。すみません。でも、少しは食べていきます。安心してください」と、心強い言葉をいただきました。そして、治療目標は患者さん自身が決めるものであることを教わりました。

日本は子どもの医療に対して、みんなが等しく手厚い医療が受けられるような制度が充実しています。さらに、今後はビッグデータや深層学習を活用した人工知能によって医療も大きく進展し、食物アレルギーにとって念願である、個々人に合わせた薬の開発も期待されています。

食は人の心と体を育て、共食の喜びを与えてくれます。あわただしい子育てのなかでも、本書が食生活の一助となり、社会的整備がなされて、患者さんとその家族の、よりウェルビーイングな未来が広がっていくことを願っています。

別府大学食物栄養科学部 教授

高松 伸枝

栄養成分値一覧

- 『日本食品標準成分表 2020 年版（八訂）』（文部科学省）に基づいて算出しています。
- 同書に記載のない食品は、それに近い食品（代用品）や、メーカーから公表されている市販食品の栄養価を参考に算出しました。
- 1人分、1/2 人分あたりの成分値です（料理によっては1個分などで示しています）。
- 数値の合計の多少の相違は計算上の端数処理によるものです。
- 計量カップ・スプーンで計った調味料等の重量については、「計量カップ・スプーンによる重量表（2017 年1月改定）」（女子栄養大学）に準じています。

□は1人分、□は1/2人分あたりの成分値です。

掲載ページ	料理名	エネルギー kcal	たんぱく質※1 g	脂質※2 g	炭水化物※3 g	カルシウム mg	鉄 mg	ビタミンA レチノール活性当量 µg	ビタミンD µg	ビタミンE α-トコフェロール mg	ビタミンK µg	ビタミンB_1 mg	ビタミンB_2 mg	ビタミンC mg	食物繊維 g	食塩相当量 g
24	豚こま肉の酒しょうが漬け（1食分90g）	222	13.4	16.7	3.5	6	0.6	5	0.3	0.4	2	0.57	0.21	2	0.2	1.1
25	ポークチャップ	305	16.2	20.9	11.7	44	1.6	56	0.3	3.0	135	0.70	0.36	89	3.9	1.9
		152	8.1	10.4	5.8	22	0.8	28	0.1	1.5	67	0.35	0.18	44	1.9	1.0
26	豚こま団子の角煮風	338	15.3	20.7	21.5	23	1.2	5	0.3	1.4	9	0.63	0.23	6	1.7	2.2
		169	7.6	10.4	10.7	12	0.6	3	0.1	0.7	4	0.32	0.12	3	0.9	1.1
27	豚こまのねぎ塩いため	271	14.4	20.8	5.8	70	1.4	108	0.6	1.3	60	0.62	0.31	18	2.0	2.0
		135	7.2	10.4	2.9	35	0.7	54	0.3	0.7	30	0.31	0.16	9	1.0	1.0
28	粉豆腐入り鶏肉だね（1食分120g）	142	17.6	6.0	4.0	57	1.2	13	0.2	0.6	24	0.11	0.17	4	0.6	1.2
29	ふわふわチキンナゲット	237	22.4	13.5	5.7	119	1.9	14	0.2	1.6	37	0.13	0.18	11	1.4	1.3
		119	11.2	6.8	2.8	59	1.0	7	0.1	0.8	19	0.06	0.09	6	0.7	0.6
30	ごまれんこんの焼きつくね	164	18.1	6.8	6.9	80	1.4	13	0.2	0.8	24	0.14	0.17	14	1.2	1.2
		82	9.0	3.4	3.5	40	0.7	7	0.1	0.4	12	0.07	0.09	7	0.6	0.6
31	鶏つくねのわかめあんかけ	158	18.0	6.0	7.0	78	1.3	36	0.2	0.7	43	0.13	0.19	7	1.4	1.7
		79	9.0	3.0	3.5	39	0.7	18	0.1	0.4	21	0.06	0.10	4	0.7	0.9
32	鶏むね肉の塩こうじ漬け（1食分90g）	100	16.1	1.4	5.7	8	0.3	8	0.1	0.3	13	0.08	0.09	3	0	1.2
33	塩こうじ鶏のバンバンジー	165	16.7	6.3	9.2	68	0.9	14	0.1	0.3	21	0.11	0.11	6	1.3	1.7
		83	8.3	3.2	4.6	34	0.4	7	0	0.2	10	0.06	0.06	3	0.6	0.9
34	塩こうじ鶏とゴロゴロ野菜のポトフ	189	18.2	1.5	20.5	40	0.9	427	0.1	0.6	32	0.23	0.17	36	9.6	1.9
		94	9.1	0.7	10.3	20	0.5	213	0	0.3	16	0.11	0.08	18	4.8	1.0
35	塩こうじ鶏のから揚げ	216	16.8	6.8	21.5	14	0.4	18	0.1	1.2	29	0.10	0.10	6	0.4	1.2
		108	8.4	3.4	10.8	7	0.2	9	0	0.6	15	0.05	0.05	3	0.2	0.6
36	一口サケの万能だれ漬け（1食分80g）	106	14.4	2.8	4.7	12	0.4	8	24.0	0.9	0	0.11	0.16	1	0	0.6
37	漬けサケとブロッコリーのごまマヨ焼き	178	16.5	8.5	8.0	69	1.3	66	24.0	2.8	75	0.21	0.26	56	2.5	0.8
		89	8.3	4.3	4.0	34	0.7	33	12.0	1.4	37	0.10	0.13	28	1.2	0.4
38	漬けサケとキャベツのちゃんちゃん焼き	197	17.4	7.7	13.5	83	1.5	228	24.7	2.1	118	0.20	0.27	46	4.2	2.3
		98	8.7	3.8	6.7	42	0.7	114	12.4	1.1	59	0.10	0.13	23	2.1	1.2

※1「アミノ酸組成によるたんぱく質」、そのデータがないものは「たんぱく質」のデータを用いて算出。 ※2「脂肪酸のトリアシルグリセロール当量」、そのデータがないものは「脂質」のデータを用いて算出。 ※3「利用可能炭水化物（質量計）」、あるいは「差引き法による利用可能炭水化物」のデータを用いて算出。

□は1人分、□は1/2人分あたりの成分値です。

掲載ページ	料理名	エネルギー kcal	たんぱく質※1 g	脂質※2 g	炭水化物※3 g	カルシウム mg	鉄 mg	ビタミンA レチノール活性当量 µg	ビタミンD µg	ビタミンE α-トコフェロール mg	ビタミンK µg	ビタミンB1 mg	ビタミンB2 mg	ビタミンC mg	食物繊維 g	食塩相当量 g
39	漬けサケのり巻きの米粉揚げ	325	16.1	16.6	27.7	19	0.7	108	24.0	4.0	33	0.14	0.21	13	1.3	0.6
		163	8.0	8.3	13.8	9	0.3	54	12.0	2.0	16	0.07	0.10	7	0.6	0.3
40	サバ缶フレーク（1食分45g）	83	8.3	4.4	2.6	126	0.8	5	5.2	1.6	3	0.07	0.19	1	0.1	0.4
41	サバ缶フレークのちらしずし	401	12.4	5.3	71.1	157	1.2	19	5.2	1.7	20	0.13	0.23	8	3.4	1.4
		200	6.2	2.6	35.6	78	0.6	9	2.6	0.9	10	0.07	0.12	4	1.7	0.7
41	サバ缶フレークの春巻き	253	9.6	15.0	19.0	116	0.9	26	4.6	3.9	23	0.09	0.21	43	1.5	0.6
		126	4.8	7.5	9.5	58	0.4	13	2.3	1.9	12	0.04	0.10	22	0.8	0.3
42	凍り豆腐のだしもどし（1枚分）	83	8.3	5.2	0.7	106	1.2	0	0	0.3	10	0.02	0.02	0	0.4	1.0
43	凍り豆腐といろいろ野菜のオイスターソースいため	140	8.0	8.0	7.8	117	1.4	8	1.2	1.1	67	0.08	0.10	76	3.0	1.9
		70	4.0	4.0	3.9	58	0.7	4	0.6	0.5	33	0.04	0.05	38	1.5	1.0
44	凍り豆腐とたっぷり野菜の豆乳みそなべ	494	37.0	29.1	18.4	304	6.5	210	0.1	2.1	100	0.85	0.34	40	4.6	3.2
		247	18.5	14.6	9.2	152	3.2	105	0.1	1.1	50	0.43	0.17	20	2.3	1.6
45	肉巻き凍り豆腐の煮干し粉照り焼き	447	18.6	39.5	4.3	104	1.8	17	0.9	1.2	23	0.55	0.18	4	0.6	1.0
		223	9.3	19.8	2.1	52	0.9	9	0.4	0.6	11	0.28	0.09	2	0.3	0.5
46	切り干し大根のもどし（1食分50g）	37	1.0	0	6.8	67	0.4	0	0	0	0	0.05	0.03	4	2.8	0.1
47	切り干しナポリタン	176	3.7	10.0	16.2	78	0.9	12	0.1	0.8	7	0.14	0.09	24	4.0	1.7
		88	1.9	5.0	8.1	39	0.5	6	0.1	0.4	3	0.07	0.04	12	2.0	0.9
47	切り干し大根もち	276	5.4	8.0	42.3	75	0.9	10	0.5	0.9	17	0.16	0.13	14	4.1	2.1
		138	2.7	4.0	21.1	38	0.4	5	0.3	0.4	9	0.08	0.06	7	2.1	1.0
48	ゆでひじき（1食分60g）	14	0.6	0.1	0.5	75	0.5	27	0	0.4	44	0.01	0.03	0	3.9	0.2
49	ひじきのペペロンチーノ	357	7.0	8.2	61.9	116	2.0	49	0	1.3	71	0.09	0.10	8	5.1	1.8
		179	3.5	4.1	31.0	58	1.0	25	0	0.7	35	0.04	0.05	4	2.5	0.9
49	ひじきと納豆の油揚げ焼き	163	12.4	10.6	2.8	189	2.0	15	0	0.8	187	0.05	0.17	2	3.2	0.3
		81	6.2	5.3	1.4	95	1.0	8	0	0.4	93	0.02	0.09	1	1.6	0.2
50	きくらげのもどし（1食分30g）	10	0.2	0.1	0.8	14	1.5	0	3.8	0	0	0.01	0.04	0	2.5	0
51	きくらげと牛肉の中国風いため	334	13.4	26.2	9.2	30	2.6	8	3.9	0.5	9	0.08	0.21	4	3.2	1.2
		167	6.7	13.1	4.6	15	1.3	4	2.0	0.3	5	0.04	0.11	2	1.6	0.6
51	きくらげきんぴら（1/5量）	41	0.8	2.4	3.8	10	0.9	0	2.1	0.3	4	0.01	0.03	0	1.4	0.7
52	小松菜とサクラエビの白あえ	76	7.1	3.8	2.7	188	2.2	104	0	0.8	93	0.17	0.11	16	1.4	0.5
		38	3.5	1.9	1.3	94	1.1	52	0	0.4	46	0.08	0.05	8	0.7	0.3
52	小松菜とお揚げの煮浸し	68	4.6	4.2	2.5	151	2.2	156	0	0.7	136	0.07	0.09	23	1.4	1.5
		34	2.3	2.1	1.2	75	1.1	78	0	0.4	68	0.03	0.05	12	0.7	0.8

□は1人分、□は1/2人分あたりの成分値です。

掲載ページ	料理名	エネルギー kcal	たんぱく質※1 g	脂質※2 g	炭水化物※3 g	カルシウム mg	鉄 mg	ビタミンA レチノール活性当量 μg	ビタミンD μg	ビタミンE α-トコフェロール mg	ビタミンK μg	ビタミンB1 mg	ビタミンB2 mg	ビタミンC mg	食物繊維 g	食塩相当量 g
53	小松菜ベーコンいため	91	4.0	6.5	3.3	130	2.3	196	0.1	1.3	166	0.19	0.14	39	1.4	0.7
		45	2.0	3.3	1.6	65	1.1	98	0.1	0.6	83	0.09	0.07	20	0.7	0.4
53	小松菜と干ししいたけのみそ汁	31	2.4	0.8	2.8	102	1.8	104	0.2	0.4	85	0.04	0.07	16	1.5	1.5
		15	1.2	0.4	1.4	51	0.9	52	0.1	0.2	43	0.02	0.04	8	0.7	0.8
53	小松菜の梅おかかあえ	16	1.4	0.1	1.3	104	1.8	156	0	0.6	126	0.06	0.09	23	1.2	0.8
		8	0.7	0	0.6	52	0.9	78	0	0.3	63	0.03	0.04	12	0.6	0.4
53	小松菜の納豆あえ	89	4.8	5.2	3.9	110	2.4	131	0	1.2	259	0.08	0.24	22	3.6	0.5
		45	2.4	2.6	1.9	55	1.2	66	0	0.6	129	0.04	0.12	11	1.8	0.3
54	水菜と肉そぼろの混ぜごはん	344	12.2	9.9	47.9	130	1.9	61	0.2	1.1	52	0.43	0.20	27	3.7	0.7
		172	6.1	5.0	23.9	65	0.9	30	0.1	0.6	26	0.21	0.10	14	1.8	0.4
54	水菜とカリカリお揚げのサラダ	86	3.3	5.8	3.4	201	2.1	83	0	1.8	99	0.08	0.12	41	2.6	0.2
		43	1.7	2.9	1.7	101	1.0	41	0	0.9	50	0.04	0.06	21	1.3	0.1
55	じゃが芋と水菜の煮干し粉いため	116	2.9	5.9	8.3	133	1.6	44	0.4	1.5	59	0.11	0.09	44	8.3	1.3
		58	1.4	3.0	4.1	66	0.8	22	0.2	0.8	30	0.05	0.04	22	4.2	0.7
55	水菜とツナのカレーマヨサラダ	149	6.6	11.6	3.2	162	1.9	89	0.7	3.0	114	0.07	0.13	41	2.3	0.6
		74	3.3	5.8	1.6	81	0.9	44	0.4	1.5	57	0.03	0.06	21	1.2	0.3
55	アサリと水菜の酒蒸し	67	3.7	4.1	3.4	125	3.2	47	0	1.3	50	0.05	0.16	23	1.4	1.4
		33	1.8	2.0	1.7	63	1.6	24	0	0.6	25	0.02	0.08	11	0.7	0.7
55	水菜の生ハム巻き	95	6.6	6.6	1.8	71	0.7	40	0.8	0.8	33	0.25	0.08	18	0.8	0.9
		47	3.3	3.3	0.9	35	0.4	20	0.4	0.4	16	0.12	0.04	9	0.4	0.5
57	カット野菜とひき肉のカレーいため	225	13.6	16.2	4.6	96	2.6	228	0.4	1.4	109	0.62	0.28	21	2.7	1.0
		113	6.8	8.1	2.3	48	1.3	114	0.2	0.7	54	0.31	0.14	10	1.4	0.5
57	豆腐とカット野菜のとろとろ煮	106	6.7	3.0	11.3	156	2.7	221	0.1	0.6	105	0.20	0.15	20	3.2	1.8
		53	3.3	1.5	5.6	78	1.4	110	0.1	0.3	53	0.10	0.08	10	1.6	0.9
58	カット野菜と豚肉のレンジ蒸し	245	15.6	15.0	10.6	101	2.0	281	0.2	1.0	112	0.67	0.26	25	2.9	0.4
		122	7.8	7.5	5.3	50	1.0	140	0.1	0.5	56	0.34	0.13	13	1.4	0.2
60	ホッケ干物のアクアパッツァ	209	17.5	11.5	8.0	179	1.3	89	4.1	2.3	23	0.15	0.28	33	1.5	1.9
		105	8.7	5.8	4.0	90	0.7	44	2.1	1.1	11	0.07	0.14	17	0.7	0.9
61	シシャモのごま揚げ	296	11.6	21.6	12.6	399	2.6	87	0.2	2.7	33	0.14	0.28	7	2.8	1.5
		148	5.8	10.8	6.3	200	1.3	44	0.1	1.4	16	0.07	0.14	4	1.4	0.7
62	カジキのごまみそ焼き	208	17.4	9.5	12.2	87	1.4	73	8.8	4.7	17	0.11	0.13	4	2.2	1.8
		104	8.7	4.7	6.1	43	0.7	36	4.4	2.4	9	0.05	0.06	2	1.1	0.9
63	サケの野菜あんかけ	229	20.5	9.7	13.6	112	2.7	141	33.3	2.5	116	0.22	0.32	24	2.3	1.6
		115	10.2	4.8	6.8	56	1.3	71	16.6	1.2	58	0.11	0.16	12	1.2	0.8

は1人分、 は1/2人分あたりの成分値です。

掲載ページ	料理名	エネルギー kcal	たんぱく質※1 g	脂質※2 g	炭水化物※3 g	カルシウム mg	鉄 mg	ビタミンA レチノール活性当量 µg	ビタミンD µg	ビタミンE α-トコフェロール mg	ビタミンK µg	ビタミンB1 mg	ビタミンB2 mg	ビタミンC mg	食物繊維 g	食塩相当量 g
64	サバ缶パエリア	423	12.3	10.5	66.1	145	2.1	40	4.4	2.5	36	0.18	0.25	22	3.1	0.8
		211	6.2	5.3	33.1	73	1.0	20	2.2	1.3	18	0.09	0.12	11	1.6	0.4
65	サバ缶の豆乳クリームグラタン	283	23.0	11.8	19.6	290	3.4	10	13.0	3.5	15	0.27	0.53	13	2.4	1.7
		141	11.5	5.9	9.8	145	1.7	5	6.5	1.7	7	0.13	0.27	6	1.2	0.9
66	サバじゃが	228	15.9	7.5	19.6	233	2.0	184	8.8	2.8	13	0.24	0.38	32	9.4	1.6
		114	8.0	3.7	9.8	116	1.0	92	4.4	1.4	6	0.12	0.19	16	4.7	0.8
67	イワシ缶とトマトの炊き込みごはん	441	15.5	7.4	75.0	201	2.4	32	3.6	2.2	2	0.12	0.21	9	1.1	0.8
		221	7.7	3.7	37.5	101	1.2	16	1.8	1.1	1	0.06	0.11	5	0.5	0.4
68	凍り豆腐と鶏肉のトマト煮	323	26.6	21.2	4.7	108	2.5	79	0.4	2.4	50	0.22	0.21	17	3.1	1.4
		162	13.3	10.6	2.4	54	1.3	40	0.2	1.2	25	0.11	0.11	9	1.6	0.7
69	豆腐と青梗菜のとろとろシラス煮	103	10.1	3.9	5.7	213	2.2	174	2.4	1.0	72	0.12	0.11	19	1.8	2.0
		52	5.1	2.0	2.9	106	1.1	87	1.2	0.5	36	0.06	0.05	10	0.9	1.0
70	小松菜とコーンのココットグラタン	206	12.8	11.0	12.5	187	3.8	210	0	1.2	186	0.45	0.22	37	3.0	1.8
		103	6.4	5.5	6.2	93	1.9	105	0	0.6	93	0.22	0.11	18	1.5	0.9
71	じゃことキャベツのぺったん焼き	336	16.5	11.0	40.6	241	2.4	182	9.2	1.4	130	0.20	0.11	42	4.4	1.5
		168	8.2	5.5	20.3	120	1.2	91	4.6	0.7	65	0.10	0.06	21	2.2	0.8
72	しょうゆラーメン	434	14.7	8.0	75.8	63	0.9	35	0.4	0.3	14	0.33	0.12	5	1.6	2.7
		217	7.3	4.0	37.9	32	0.5	17	0.2	0.1	7	0.17	0.06	3	0.8	1.4
73	ケークサレ（1個分）	173	2.6	9.7	18.5	24	0.5	16	0.4	1.0	15	0.04	0.03	16	0.6	0.4
74	厚揚げキーマカレー	684	26.2	32.3	67.4	238	4.2	172	0.3	2.8	36	0.73	0.28	11	6.1	2.2
		342	13.1	16.2	33.7	119	2.1	86	0.2	1.4	18	0.36	0.14	5	3.0	1.1
75	ひじき入りじゃがバーグ	230	9.6	10.1	17.3	156	2.7	97	0.1	1.2	83	0.38	0.19	51	15.0	0.7
		115	4.8	5.0	8.6	78	1.3	49	0.1	0.6	41	0.19	0.09	25	7.5	0.4
76	豆たっぷりミネストローネ	181	6.3	13.6	6.6	56	1.2	217	0.1	1.5	39	0.14	0.08	18	3.8	1.1
		91	3.2	6.8	3.3	28	0.6	109	0	0.7	19	0.07	0.04	9	1.9	0.5
77	かぶの葉入り肉団子とかぶのみそ汁	174	14.0	9.2	7.8	113	2.1	72	0.1	1.3	88	0.14	0.18	24	2.8	2.1
		87	7.0	4.6	3.9	56	1.0	36	0	0.7	44	0.07	0.09	12	1.4	1.1
78	切り干し大根とアサリ缶の煮物（1/5量）	48	4.7	0.3	6.0	54	8.3	64	0	0.8	2	0.02	0.05	2	1.2	0.7
78	シラスのオイル漬け（大さじ1杯分）	62	2.4	5.4	0.9	34	0.1	24	1.4	0.5	2	0.01	0	0	0	0.5
79	蒸し大豆と煮干しの甘辛スナック（1/5量）	74	5.4	3.7	3.3	109	1.4	2	0.7	0.4	5	0.04	0.03	0	2.2	0.5
79	サケ缶と小松菜のおからふりかけ（大さじ2杯分）	20	1.7	1.1	0.5	26	0.2	9	0.6	0.1	8	0.02	0.02	1	0.4	0.1
80	ごま豆乳ドレッシング（大さじ1杯分）	50	0.7	4.2	1.8	28	0.3	0	0	0.4	6	0.01	0.01	0	0.3	0.2
80	煮干し粉入り和風ドレッシング（大さじ1杯分）	64	1.0	5.9	1.5	34	0.3	0	0.3	0.8	10	0	0.01	0	0.1	0.5

関連書籍のご紹介

あわせて
ご活用ください！

忙しいママ＆パパのお悩み解決！

『子どもの食物アレルギー あんしんBOOK』

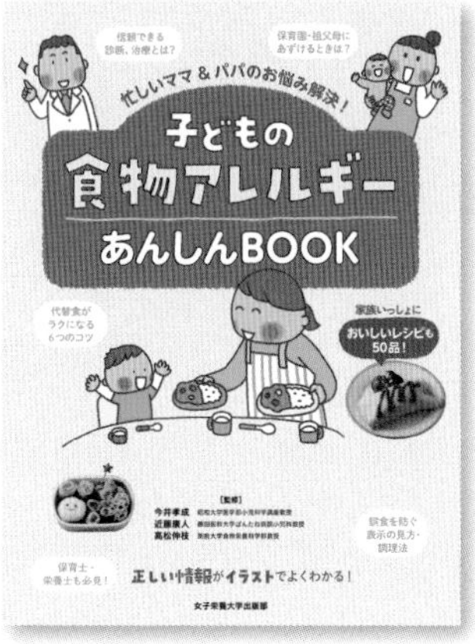

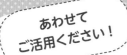

［監修］ 今井 孝成 昭和大学医学部小児科学講座教授
近藤 康人 藤田医科大学ばんたね病院小児科教授
高松 伸枝 別府大学食物栄養科学部教授

B5 判変型 176 ページ／定価 1980 円（税込）

子どもを守るための
確かな情報がこの1冊に！

この本の姉妹本『食物アレルギーあんしん BOOK』は、予防・診断・治療から子どもの預け方、日々の食事の悩みまで、ママ・パパが知りたい情報をまとめた１冊です。困ったときにめくれば、正しい方向がわかる、そんな“あんしんBOOK”として、ぜひお役立てください。

食物アレルギーの新常識Q&A

知っておきたい「食物アレルギーの新常識」を、マンガと共に解説。予防・診断・治療の最新情報がわかります。

診断・治療のお悩み解決！

症状や受診の目安、検査と治療の流れなど、正しい知識・情報がコンパクトにまとまっています。

幼稚園・保育園に預けるときは？

園での食物アレルギー対応の基本など、子どもが安全に楽しく園生活を送るために知っておきたい情報が満載。

祖父母・シッターに預けるときは？

預けるときに伝えるポイントをまとめたリスト付き。預け先とのコミュニケーションのコツや困りごと Q&A も。

▼ほかにも、こんな日々の悩みに応えます！

- 「食べて大丈夫？」食品表示を徹底解説！
- よくわかる！「生活管理指導表」ガイド
- 「初めて食べる」は家庭？ 保育園？
- 給食以外の場面で注意すべきこと
- 除去解除をするときの手順は？
- 緊急時のために備えておくことは？
- 小学校入学にあたってやっておきたいこと
- レシピなしで代替食が作れる「6つのコツ」 etc...

■ STAFF

カバー・表紙・大扉デザイン■大薮胤美（phrase）
本文デザイン■滝田梓（will）
DTP■滝田梓、小林真美、新井麻衣子（will）、藤城義絵
撮影■柿崎真子
スタイリング■村松茉記
イラスト■今井久恵、みやれいこ、やまおかゆか
編集■清水理絵、姉川直保子、滝沢奈美（will）、
　　こいずみきなこ
校正■村井みちよ
栄養価計算■大越郷子
料理アシスタント■矢作千春

●本書の料理は『栄養と料理』2021年3月号の記事と、新たに取材・撮影した料理を合わせて構成したものです。

●本書の食品のイラストは、一部『家庭料理技能検定公式ガイド 改訂版（4級・5級）』（女子栄養大学出版部）より転載しています。

幼児から小学生まで

食物アレルギー 栄養しっかりごはん

2023年2月20日　初版第1刷発行

監修■今井孝成、高松伸枝
料理■伊藤晶子
発行者■香川明夫
発行所■女子栄養大学出版部

〒170-8481　東京都豊島区駒込3-24-3
電話■03-3918-5411（販売）
　　03-3918-5301（編集）
ホームページ■https://eiyo21.com/
印刷所■シナノ印刷株式会社

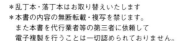

ISBN978-4-7895-5140-3

■ 監修

今井孝成（いまい・たかのり）

昭和大学医学部小児科学講座教授。日本小児科学会小児科専門医・小児科指導医、日本アレルギー学会アレルギー指導医。東京慈恵会医科大学医学部卒業後、昭和大学小児科学講座、独立行政法人国立病院機構相模原病院小児科を経て、2019年より現職。共著に『子どもの食物アレルギー あんしんBOOK』（女子栄養大学出版部）などがある。

高松伸枝（たかまつ・のぶえ）

別府大学食物栄養科学部教授。管理栄養士、小児アレルギーエデュケーター。病院や保育・教育施設と連携して食物アレルゲンの研究や食物アレルギー児の食生活支援を行なう。共著に『子どもの食物アレルギー あんしんBOOK』（女子栄養大学出版部）などがある。

■ 料理

伊藤晶子（いとう・あきこ）

料理研究家、管理栄養士。女子栄養短期大学卒業。料理教室FRASCO主宰（福島県）。雑誌や企業へのレシピ提案など幅広く活躍。食物アレルギーに関する料理コンテストに長年かかわるなど、作りやすくおいしい除去食にもくわしい。